実践！
医学シミュレーション教育

野村岳志 ●監修
東京女子医科大学集中治療科教授

駒澤伸泰 ●著
大阪医科大学医学教育センター講師

中外医学社

監修にあたって

　この書を手にしてあなたは，シミュレーション教育を含め医学医療教育に興味を抱いておられる，または実践されておる医療従事者の一人と思います．

　現在の医学医療教育においては，医学生から多職種の医療従事者教育にまで幅広い分野でシミュレーション教育の占める割合が増しています．また，日本医学教育評価機構が認める医学生教育にはシミュレーション教育が必須となってきています．しかし，シミュレーション教育を行うにも，その教育法を学んだ医師，医療従事者はまだ少なくこの書の出演者のように試行錯誤しているかたが多いのではないでしょうか？　あなたはどうですか？　教育に自信がありますか？　そもそも，医師も含めた医療従事者養成のプログラムでは教育学は学ばない．そのため，教育手法を学ばない医療従事者にとって効果的な教育は難しいのは当然なのです．教育の重要性を再認識したかたのなかには，あらたに医療教育学を専門教育卒業後に履修するかたもおられます．

　この本の企画・制作を行った駒澤伸泰先生は医学教育，シミュレーション教育，多職種教育において若手医療教育者を牽引している医師であり教育者です．駒澤氏が自ら行ってきた，また作成してきた多くのシミュレーション教育の経験をもとに書かれており，そのため理解しやすい優しい文章，文脈で構成され読みやすい書となっております．筆者の意図通り，この書を読むこと自体が頭の中でアクティブシミュレーションを行っていることになります．読者自身がこの書中の人物に加わり，登場人物とともにシミュレーション教育を考え，より効果的なシミュレーション教育が実践されることを期待します．

　2018 年 12 月

東京女子医科大学集中治療科　野村岳志

プロローグ

　現代の医療者教育においてシミュレーション教育は必須とされています．しかし，「教育資源を投資した割には，教育効果が上がっていない」，「学習者や周囲の教育者の理解が得られていない」ということはありませんか？

　卒前教育は，高価なシミュレーターやシミュレーションセンターがあるのに形骸的な使用しかなされていない，卒後教育では，制約された時間と教育資源へのアクセスの悪さが問題となっているのがしばしば見られます．

　皆さんがシミュレーション教育を活用したいと考えていても，その意義と方法論を理解していないと円滑に進まないかもしれません．さらに，成書を紐解いてみても，難しい横文字やイメージしにくい教育概念が多いかもしれません．

　この本は，会話形式で，シミュレーション教育について気軽に学び，その意義と必要条件，教育設計とフィードバックなどについてできる限り実践的に記しました．対象としては，シミュレーション教育専門の方ではなく，シミュレーション教育法を活用しようとする全ての医療関係者です．できる限り，即時に皆様が行われる教育にプラスになるようにまとめました．

　全体の流れは下記の通りです．この流れを元にシミュレーション教育を見直していただければ必ず教育効果は上がります．

ステップ1　シミュレーション教育を理解しよう

Chapter 01　シミュレーション教育とは何か？

Chapter 02　シミュレーション教育の教育工学

Chapter 03　シミュレーション教育の流れ
　　　　　　事前準備⇒ブリーフィング⇒デブリーフィング

ステップ2　シミュレーション教育を作ってみよう
Chapter 04　シミュレーション教育の学習目標を定める
Chapter 05　シミュレーション教育の評価
Chapter 06　シミュレーション教育におけるデブリーフィングの意義
Chapter 07　シミュレーション教育における教育者の役割

ステップ3　シミュレーション教育の可能性
Chapter 08　医学教育の中におけるシミュレーション教育
Chapter 09　医療安全のためのシミュレーション教育
Chapter 10　多職種連携教育のためのシミュレーション教育

各論編
Chapter 11　部署内で行う二次救命教育
Chapter 12　PBLD で学ぶ医療倫理・医学問題トレーニング
Chapter 13　医療安全のための PBLD
Chapter 14　産科心肺蘇生訓練のための in situ シミュレーション

　物語は,医療総合シミュレーション室の黒澤先生が,医学教育センターの林先生と病院看護部の嘉納先生,薬学部の北村先生から相談を受けるところから始まります.

目　次

プロローグ……………………………………………………………… *v*

登場人物紹介…………………………………………………………… *xi*

序章　あらゆる教育者，あらゆる学習者に対して
シミュレーション教育は開かれている！……………………… *1*

- 卒前教育におけるシミュレーション教育の問題点　*2*
- 卒後教育におけるシミュレーション教育の問題点　*4*
- 日本におけるシミュレーション教育の現状と課題　*7*

ステップ 1　シミュレーション教育を理解しよう

Chapter 01　シミュレーション教育とは何か？……………………… *9*

- シミュレーションは誰でも行っています　*9*
- シミュレーションゲームからシミュレーションを考える　*11*
- シミュレーション教育とは何か　*14*
- テクニカルスキルとノンテクニカルスキル　*16*
- シミュレーション教育とは　*17*
- 机上シミュレーションの注意点　*18*

Chapter 02　シミュレーション教育の教育工学…………………… *20*

- シミュレーション教育はアクティブラーニングの中心　*20*
- 様々なシミュレーション教育の方法　*23*
- シミュレーション教育と医学教育　*26*
- 教育企画・開発のためのインストラクショナルデザイン　*26*

Chapter 03　シミュレーション教育の流れ
事前準備⇒ブリーフィング⇒デブリーフィング… *29*

- STEP 1：事前準備　*29*
- STEP 2：ブリーフィング（事前説明）　*31*
- STEP 3：デブリーフィング（振り返り）　*32*

vii

- アクティブラーニングを意識して教育の流れを　*33*
- シミュレーション教育を行う際の 2 つの盲点
  事前学習と安全な環境　*34*
- アイスブレイキングを上手に使用しよう　*35*

ステップ 2　シミュレーション教育を作ってみよう

Chapter 04　シミュレーション教育の学習目標を定める ………… *37*
- 何ができるようになってほしいかが学習目標　*37*
- 学習目標を設定しよう　*39*
- ミラーの学習ピラミッドとシミュレーション教育　*42*
- 学習者の基礎能力と学習ニーズを意識することが大切　*42*

Chapter 05　シミュレーションの教育の評価 ……………………… *44*
- 医学教育における総括的評価と形成的評価　*44*
- 形成的評価におけるチェックリストの有効性　*47*
- 総括的評価と形成的評価　*49*
- 様々な評価ツールの方法　*49*

Chapter 06　シミュレーション教育における
　　　　　　　　 デブリーフィング（振り返り）の意義 …………… *51*
- 経験型学習論理の中でのデブリーフィングの意義　*51*
- それぞれの学習者に対するデブリーフィング方法を　*54*
- シミュレーション教育におけるデブリーフィングの意義　*56*
- デブリーフィングの様々な方法　*57*

Chapter 07　シミュレーション教育における教育者の役割 ……… *59*
- シミュレーション教育は‘事前の試行’が必要　*59*
- シミュレーション教育における教育者の役割　*60*
- インストラクションで重要な基本　*62*
- 成人教育における教育者の役割　*63*
- インストラクターに求められるファシリテーターとしての
  能力　*64*

ステップ3　シミュレーション教育の可能性

Chapter 08　医学教育の中におけるシミュレーション教育‥‥‥‥　*66*
- 世界と日本の医学教育の潮流　*66*
- アウトカム基盤型教育の中でのアクティブラーニング　*70*
- できていることを認めることの大切さ　*72*
- 医学教育の変化とシミュレーション教育　*72*

Chapter 09　医療安全のためのシミュレーション教育‥‥‥‥‥‥　*74*
- 組織内シミュレーションの意義　*74*
- in situ シミュレーションの注意点と有効性　*77*
- 医療安全とシミュレーション教育　*80*
- in situ シミュレーションの意義と注意点　*81*

Chapter 10　多職種連携教育のためのシミュレーション教育‥‥‥　*83*
- 多職種連携教育の課題をシミュレーション教育で打破しよう　*83*
- シミュレーション教育を用いた多職種連携の方法　*85*
- 多職種連携教育におけるシミュレーション教育の意義　*88*
- 多職種連携教育におけるシミュレーション教育の可能性　*88*

各論編

Chapter 11　部署内で行う二次救命処置教育‥‥‥‥‥‥‥‥‥　*90*
- 二次救命処置教育の 4 つの STEP　*90*
- STEP 1：基本的な二次救命処置ガイドラインを習得しよう　*94*
- STEP 2：チームワークを育成しよう　*95*
- STEP 3：よくある心停止の 12 の原因と鑑別を考えよう　*97*
- STEP 4：医療安全の観点から進めよう　*103*

Chapter 12　PBLD で学ぶ医療倫理・医学問題トレーニング‥‥‥ *107*
- PBLD は事前学習資料と学習目標設定が第一　*107*
- 低学年における医療倫理・医学問題トレーニングの例　*108*

Chapter 13 医療安全のための PBLD ･･････････････････････････ *113*
- 学習目標を明確に設定する　*113*
- PBLD による産科シミュレーション講習会　*114*
- シミュレーション施行後の学びの共有も大切　*117*

Chapter 14 産科心肺蘇生訓練のための
in situ シミュレーション ･･････････････････････ *122*
- in situ シミュレーションはシミュレーション教育の最高峰　*122*
- 産科心肺蘇生に対する in situ シミュレーション　*123*

エピローグ･･ *129*
用語説明･･ *133*
参考文献・サイト･･ *139*
あとがき･･ *141*
索引･･･ *143*

●登場人物紹介●

黒澤先生
「麻酔科研修 実況中継！」に出てくる指導医であるが，実はシミュレーション教育法が専門である．北大阪医科大学の総合シミュレーション室にも籍を置き，本巻ではシミュレーション教育法を語る．

林先生
北大阪医科大学医学部教育センターに勤務している．もともとは膠原病内科医であったが，医学教育の必要性を感じ，転向した．シミュレーション教育法の医学教育に悩んでいる．

嘉納先生
北大阪医科大学附属病院で看護卒後教育を担当している．元々は手術室勤務であったが，医療安全教育の必要性を痛感し看護卒後教育を専攻した．部署内勉強会などにおいてシミュレーション教育法を活用しようと試みている．

北村先生
北大阪医科大学薬学部の教員．薬学部におけるシミュレーション教育導入を試みている．元々は臨床疫学専門であるが，薬学教育，多職種連携教育の必要性を痛感している．

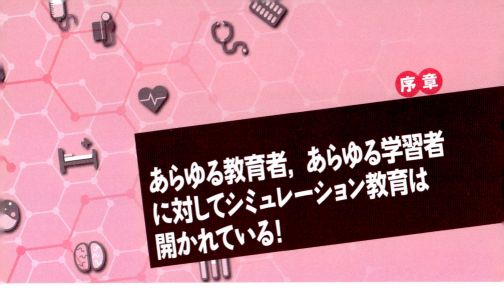

あらゆる教育者，あらゆる学習者に対してシミュレーション教育は開かれている！

Introduction

今日は，北大阪医科大学の教育総合会議がありました．会議からの帰途，北大阪医科大学の総合シミュレーション室に籍を置く黒澤先生は，2人の教員から呼び止められました．

　　　すみません，黒澤先生，少しご相談したいことがあるのですが？

　これは医学部教育センターの林先生と，附属病院で看護卒後教育を担当されている嘉納先生．いかがされましたか？

　実は，私はシミュレーション教育法を医学教育に応用しようとしているのですが，あまり円滑に進まないのです．

　なかなか周囲の理解も得られず，砂を噛む感じです．

　なるほど，私でわかることでしたら何なりとご協力させていただきます．

　あの，私，薬学部の北村というものですが，一緒にお話をお伺いしてもいいでしょうか？　薬学部でもシミュレーション教

育を始めていこうと思うのです．

　　　もちろん，いいですよ．

卒前教育におけるシミュレーション教育の問題点

　　　実は卒前教育でシミュレーションを用いた心肺蘇生教育を行っているのですが，うまくいかないのです．みんな緊張感がないし，スキルも全然身についていません．

　　　なるほど，それは学年のレベルに合ったものですか？

　　　3年次の臨床実習中に行っています．でも，蘇生用マネキンを見て，くすくすと笑ったりするものがいます．胸骨圧迫も真剣に行わないものもいます．臨場感が足りないのでしょうか？

　　　事前になぜ，これを学ぶのかという教育意義を示していますか？

　　　もちろん，シラバスには蘇生教育の意味を記していますよ．

　　　学生さんに必要なものは臨場感ではありません．どのようなシミュレーションでも実際の臨床現場の現実度にはかないません．学生さんがなぜシミュレーションによる蘇生教育を受ける必要があるか，を教える必要があります．

　　　シラバスには蘇生教育の意義について十分に記載しています．

　　　それだけでは学習者である学生さんの理解に不十分かもしれません．

　　　例えばどうするのでしょうか？

あらゆる教育者，あらゆる学習者に対してシミュレーション教育は開かれている！

　心肺蘇生は医療者の責務であると同時に，即時の適切な心肺蘇生で予後が向上すること，その手技は，実際の臨床現場では習得できないことを説明することが大切です．

　なるほど，では，スキル習得が悪いのはなぜでしょうか？

　シミュレーション教育に対する事前学習の作成と学習依頼はしっかりとしていますか？　シミュレーションの限界点のもう1つは基礎的な知識の獲得ができないことです 図1 図2．基礎的な知識なしには，シミュレーション教育は成立しません．そして，臨床判断などのノンテクニカルスキル獲得につなげることは不可能です．

　なるほど．問題点がはっきりした感じです．

　これは，全ての教育者が陥る罠です．まずはシミュレーション教育の限界点を理解して学生さんに向き合いましょう．必ずうまくいきますよ．

　薬学部でも蘇生教育を始めようとしています．まずは，学習者も教育者もシミュレーション教育の意義を理解しないといけないと思います．

図1 シミュレーション教育の限界点
- 現実度（Fidelty）は臨床現場に劣る
- 基本的知識は獲得できない

シミュレーション教育の前に必ず
①事前に学習目標とルールを説明する
②事前学習を推奨する

図2 卒前シミュレーション教育の主な問題点

- 学習者への学習目標提示が不十分なことがある
- 学習者が学習意義を十分理解できていない
- 教育者がシミュレーション教育法に習熟していない

卒後教育におけるシミュレーション教育の問題点

では,卒後教育を担当されている嘉納さんはどのような悩みをお持ちですか？

そうですね,卒後の部署内勉強会でシミュレーションを用いようとしているのですが,なかなかうまくいきません.

どのような問題がありますか？

実際のインシデントやアクシデント事例を用いたところ,相互の責任追及的な討論みたいになってしまいました.他には,臨床業務が多忙でどうしても研修時間を確保しにくいことや,準備の手間等でマネキンなどを用いた研修ができないことも大きな限界点と思います.

なるほど,まず,インシデントやアクシデントなどの実際事例を用いるのは良くないですね.責任追及などの場になってしまい心理的に安全ではなくなる可能性もあります.シミュレーション教育は,あくまでも教育のためなので,心理的かつ物理的に安全な環境を用意するのが前提です.

実際の事例だと思い入れが強くなりすぎてしまいますからね.

なるほど,今後は架空事例を用い,そのことを最初に明言します.

あらゆる教育者，あらゆる学習者に対してシミュレーション教育は開かれている！

　あと，マネキンが使用できない場合，技術的能力であるテクニカルスキルは獲得が難しいかもしれません．対照的に，臨床判断などのノンテクニカルスキルはマネキンなしでも育成できますよ．Problem-based learning discussion（PBLD）も立派なシミュレーションですよ．

　そうだったのですね．マネキンがないとシミュレーションでないと思っていました．

　あとは，卒後は，成人に対する学習理論である成人教育原理を意識することが非常に重要です 図3 ．それぞれの学習者は臨床現場で働いているので彼らの現実を否定してはいけません．

図3 卒後シミュレーション教育の主な問題点
- シミュレーターなどの使用制限がある
- 時間的制限が多い
- シナリオが臨床事例のままでは感情移入が大きい
- 学習者が過去の臨床経験に固執しやすい

　成人教育原理とは何ですか？

　受け身型の教育は大学入学までが限界とされています．生涯学習にも通じますが，いかにして能動的に学んでもらうかを工夫しようとする考え方が成人教育原理ですよ 図4 ．

　シミュレーション教育というのは非常に可能性がある教育法だと再確認できました．

　そうですね，基本的な考え方さえつかめば，多職種の医療者教育にも応用できますよ．

図4 成人教育原理の概要

- 成人は過去の経験・知識に関連つけたがる
- 成人は既成概念が強く柔軟性がない
- 成人は理論よりも実践を重んじる
- 成人は自己学習意欲が高い
- 成人はスキル習得を重んじる
- 成人は知識・技能の保持が長い

是非とも一緒に勉強させてください.

お二人の困っているところはよくわかりました.次章からは,シミュレーション教育の意義やシナリオ作成方法について少しずつ学んでいきましょう.熱意あるお二人のことですから必ず効果的なシミュレーション教育法ができるようになりますよ.

しっかりと系統的に学んでいきたいと思います.

系統的に理解して,熱意を持って実践すれば,シミュレーション教育の強みを活かしていくことができますよ 図5.

図5 シミュレーション教育の有用性

- 患者を危険にさらすことがない
- 発生頻度が低い事象を訓練することができる
- 実際に複雑な機器の使用方法を学習できる
- 能力評価のために同じ状況を繰り返し訓練できる
- 介入が必要な過誤が発生しても継続可能である
- シナリオを一時停止して状況や対処を議論できる
- トレーニング中の行動を記録し振り返ることが可能

あらゆる教育者，あらゆる学習者に対してシミュレーション教育は開かれている！

日本におけるシミュレーション教育の現状と課題

　日本における『医学シミュレーション教育』という概念は蘇生教育の普及にともなって 20 世紀末から急速に広がりました．しかし，シミュレーション教育は輸入されても，シミュレーション教育の方法，すなわち「シミュレーション教育法」は輸入されていないため，輸入されたシナリオしか効果的に訓練できない現状があります．

　これらの問題点に対応するために，近年様々なシミュレーション教育法に関する著書が普及し始めました．この書は，「誰でもできるシミュレーション教育」を目指して，シミュレーション教育法の根幹部分を提示できればと思います．

POINT

- ☑ シミュレーション教育の限界点として，実際の臨床現場に比して，現実度感が劣ることがあります
- ☑ シミュレーション教育の限界点として，基礎的知識の獲得が不可能なことがあります
- ☑ シミュレーション教育施行前には，十分な学習目標提示と事前学習が必要です
- ☑ シミュレーション教育はマネキンを用いるものだけではありません
- ☑ 卒後教育では特に成人教育原理が必要になります

参考文献

1) Ruth A. Wittmann-Price. Review Manual for the Certified Healthcare Simulation Educator Exam. Springer Publishing Company; 2014.
2) 阿部幸恵. 臨床実践力を育てる！看護のためのシミュレーション教育. 医学書院; 2013.
3) 駒澤伸泰. 麻酔・救急領域における医療安全向上のためのシミュレーション教育の意義と課題. 日臨麻会誌. 2014; 34: 214-21.

Chapter 01
シミュレーション教育とは何か？

Introduction

シミュレーションは，日常生活の様々な分野に活かされています．この章では，皆さんに「シミュレーション」とは何か，「シミュレーション教育」とは何か，を理解していただきたいと思います．

■ シミュレーションは誰でも行っています

　まず，シミュレーションとは何でしょうか？

　辞書を参照すると，シミュレーション（Simulation）とは『模擬実験，実験や訓練を目標に，複雑な事象を定式化して実行すること』と書いていますね．

　他の辞書では，『実際に行うことが困難な事象や，あるいは実行する前に結果を予測，分析するために行われる実験』とあります．

　うーん，少しイメージできませんね．

イメージできない医学教育用語は『用語説明』の箇所を本の終わりに設けました．

　なるほど，それはナイスアイデアです．

　身近な例を考えてみましょう．例えば，天気予報の雨雲の動きはシミュレーションで計算されていますよね．ロケットを飛ばす時も，これでもかというくらいシミュレーションを行います．他には，住宅ローンもシミュレーションで割り出しますね．卑近な例では，遠足のお菓子を500円以内で選択する際の組み合わせを子供達が考えるのもシミュレーションです．

　なんとなくイメージできてきました．シミュレーションとは『実際に測定できないものを，それまでの経験から得られた情報から徹底的に予測すること』ですね．

　その通りです．

　では，シミュレーションはいつから始まったのでしょうか？

　非常に難しい質問です．おそらく，人類が人類である理由が『シミュレーションができる』ことにあるのかもしれません．例えば，ライオンがシマウマを狙うときは，本能に基づいて捕獲に走ります．しかし，人間はどうでしょうか？　おそらく原始時代から，『獲物を捕獲するために，右の樹の上から攻撃したらどうなるか？　左の坂から近づくとどうなるか？』とシミュレーションして行動していたと考えられます．

　なるほど，人間が作戦を練ることもシミュレーションですね．

Chapter 01
シミュレーション教育とは何か？

そうです，そしてその考える元には，経験が必要です．ですから，シミュレーションは経験に基づくものであり，シミュレーション教育には『経験して深く考えた後に行動変容がみられる』という経験型学習原理が必要なのです．

何かイメージできてきました．

実は，シミュレーションは軍事を元に発展しています．今から2000年以上前の春秋・戦国時代の中国でも軍師たちが作戦を徹底的に練って，兵糧の計算をして戦争に臨みました．紀元前200年頃に劉邦が項羽に勝てたのも，韓信や張良が徹底的な戦略シミュレーションを行っていたからです．紀元後200年頃の三国志の名将，諸葛亮孔明や司馬懿仲達も軍略シミュレーションの達人です．

なるほど，大河ドラマで軍議シーンが行われていますが，これも全てシミュレーションですね．

その通りです．特に有名なものが第二次世界大戦の際の山本五十六連合艦隊司令長官の戦況予測ですね．日米の国力とソビエト連邦などの動きをシミュレーションし，日本が優勢を維持できる期間を正確に予測した訳です．

シミュレーションゲームからシミュレーションを考える

シミュレーションゲームというのもシミュレーションなのでしょうか？

その通りです．現在の多くの教員はコンピュータなどでシミュレーションゲームに馴染んでいますよね．

シミュレーションゲームと言われる分野にはいろいろありますね 図1-1．野球，街づくり，恋愛，競馬，戦略などでしょ

図1-1 シミュレーションとは何か？

- ロケット
- 経済
- 天気
- 建築
- 航空

全て過去の経験を元に，構築が行われている

うか？

　そうですね．野球やサッカーなどスポーツのシミュレーションゲームは，現実の選手の能力を数値化して，様々な要素を含めてゲーム化していますね **図1-2**．

　なるほど，現実とは異なるけど，現実の経験から様々な状態を作り上げているということですね．

　そうです．技術とシミュレーションのレベルが上昇すればするほど，現実に近づいたものになっています．これを Fidelty（現実度）と言います．80年代の野球ゲームに比べると2019年の野球シミュレーションの現実度は全然違います．

　確かに，シミュレーションゲームは，80年代のドット絵から現在はきめ細やかな画像に変わっていますね．選手の能力も非常に細かいところまで数値化されていますね．

　また，三国志や信長の野望などの戦略シミュレーションゲームも年を経るごとに現実度が上昇しています．そして複雑な演

Chapter 01
シミュレーション教育とは何か？

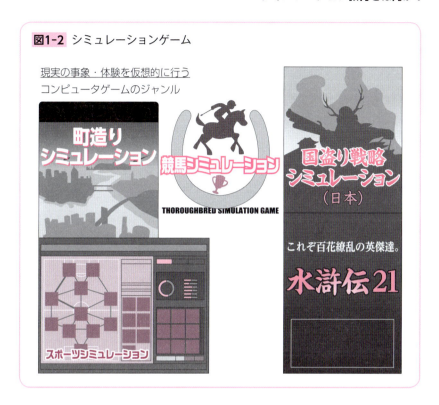

図1-2 シミュレーションゲーム

現実の事象・体験を仮想的に行うコンピュータゲームのジャンル

算により，どんどん現実に近づいているのです．

なるほど，そして，プレイヤーがそれぞれのゲームのルールと目標を理解しないとクリアできないですものね．

そうです．だから，シミュレーション教育も目標と説明が必要なのです．

テレビゲーム世代には，非常にわかりやすい説明でしたね．

■ シミュレーション教育とは何か

シミュレーション教育は医学領域だけで行われている訳ではありません．航空業界や法曹界でも行われています．

航空業界は操縦室を模したシミュレーターを使っていると聞いたことがあります．Crew resource management と言われますね．法曹界もシミュレーション教育を用いているのですね？

そうです．判例を示し，模擬裁判を行うことも立派なシミュレーション教育です．

では，シミュレーション教育はどれくらい昔から行われているのでしょうか？

実は，日本でも海外でもシミュレーション教育は古代から行われていたのですよ．

ええっ．

広義の意味ですけどね．例えば，流鏑馬などは，実際に人を射たりすることができませんから，的を木に吊るして，馬に乗りながら行うテクニカルスキル訓練ですね．

なるほど．

槍の頭を布でくるみ，人を殺傷しないようにした模擬戦も戦国時代はよく行われていたそうです．これもシミュレーションです．

そうですね．テクニカルだけでなく状況判断などのノンテクニカルスキル育成にも有効な可能性がありますね．

Chapter 01
シミュレーション教育とは何か？

そうです．さらに，囲碁や将棋はシミュレーション教育の代表と言えるかもしれません 図1-3 ．

こう聞いていると軍事シミュレーションからシミュレーション教育は発達したというのがよくわかります．

その通りです．軍事というとすぐに侵略とかマイナス面だけが強調されますが，災害管理や治安維持にも非常に大切な概念です．日本には Military medicine すなわち軍医学を教えているところはわずかです．

なるほど，災害管理時は筋の通った指揮系統が大切ですからね．

軍事シミュレーションと，多数の生命安全を主体にした航空シミュレーションの影響を受け，医学シミュレーションは構築されてきたと言えます 図1-4 ．

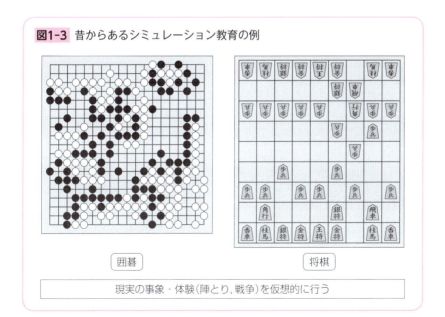

図1-3 昔からあるシミュレーション教育の例

囲碁　　将棋

現実の事象・体験（陣とり，戦争）を仮想的に行う

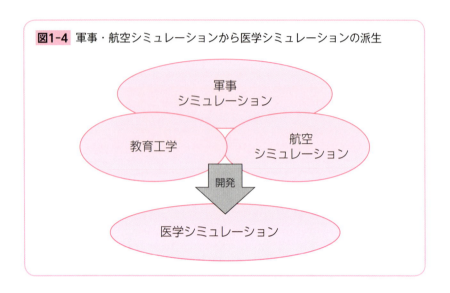

図1-4 軍事・航空シミュレーションから医学シミュレーションの派生

　非常にわかりやすいです．

テクニカルスキルとノンテクニカルスキル

　ところで，能力を表す言葉にスキルとかコンピテンスとありますね．

　そうですね．シミュレーション教育を語るときはスキルで考えた方がシンプルです．テクニカルスキルとノンテクニカルスキルの違いはわかりますか？

　はい，テクニカルスキルが，『採血』，『点滴確保』，『気管挿管』などの技術的能力ですね．ノンテクニカルスキルは『コミュニケーション』，『状況把握』，『臨床判断』ですね．

　シミュレーション教育はテクニカルスキルおよびノンテクニカルスキル育成の両方に有効なのですね．

Chapter 01
シミュレーション教育とは何か？

> **図1-5** 能力（スキル・コンピテンシー）
> - テクニカルスキル
>   気管挿管・介助
>   点滴確保・薬剤投与
>   胸骨圧迫「30：2で深さは5〜6cm」など
> - ノンテクニカルスキル
>   臨床思考・判断・対応能力
>   コミュニケーション
>   「心停止している！　助けを呼んで圧迫開始」など
>
> | 知識＋テクニカルスキル＋ノンテクニカルスキル≒コンピテンス |

　そうです．基本的な知識だけは自分で獲得しないといけません．まとめると，医療者としての総合能力であるコンピテンスを確保するためには，「知識」「ノンテクニカルスキル」「テクニカルスキル」が必要です 図1-5 ．

　シミュレーション教育以前に医学教育の勉強になります．

シミュレーション教育とは

　シミュレーション教育は医学だけでなく，航空領域や法曹界でも盛んに行われています．これらは全て模擬的に経験を行い，その経験を深く考えて新たな学びを得る，というプロセスです．日本では20世紀末に心肺蘇生教育が欧米から導入されましたが，医学領域以外では以前から盛んに行われていた方法です．医学の場合，必要とされるスキルがテクニカルスキルとノンテクニカルスキルが複雑となります．しかし，基本的な教育工学を理解すれば必ず効果的なシミュレーション教育が可能になります．

机上シミュレーションの注意点

シミュレーターなどを用いない机上シミュレーションでは，原因を1つに固執しやすいという注意点があります．特に学習者は明確な回答にこだわる傾向もあるために，ディスカッションが停滞することもあります．

シミュレーション教育の目的は，様々な問題に対して，色々な解決の引き出しを提示することを強調しましょう．多人数で行う理由は，色々な解決方法があることを参加者全員が認識することが大切です．

POINT

- ☑ シミュレーションは複雑な事象や機構を定式化して予測することです
- ☑ シミュレーションは航空・経済・天気など様々な分野で活用されます
- ☑ シミュレーションは技術革新と共にFidelty（現実度）が増加します
- ☑ シミュレーション医学教育は軍事・航空シミュレーションに大きな影響を受けています
- ☑ シミュレーション教育はテクニカルスキル・ノンテクニカルスキル両方の育成に有効です
- ☑ 知識＋テクニカルスキル＋ノンテクニカルスキルの融合で総合的なコンピテンスが形成されます

Chapter 01
シミュレーション教育とは何か？

参考文献

1) Ruth A. Wittmann-Price. Review Manual for the Certified Healthcare Simulation Educator Exam. Springer Publishing Company; 2014.
2) 阿部幸恵. 看護のためのシミュレーション教育はじめの一歩ワークブック─わかちあう！ みんなでまなぶ！ 日本看護協会出版会; 2016.
3) 阿部幸恵. 臨床実践力を育てる！ 看護のためのシミュレーション教育. 医学書院; 2013.
4) 内藤知佐子, 伊藤和史. シミュレーション教育の効果を高める ファシリテーター Skills & Tips. 医学書院; 2017.

Chapter 02 シミュレーション教育の教育工学

Introduction

ここでは,シミュレーション教育に共通する教育工学(原理)を学びます.
そして,シミュレーション教育の様々な方法論について紹介します.

■ シミュレーション教育はアクティブラーニングの中心

 さて,前章ではシミュレーションのイメージをつかんでいただけたと思います.ここでは,シミュレーション教育の原理について学びます.

 原理というと,難しいイメージがあります.

 いえいえ,シミュレーション教育は臨床教育と同じ教育原理なので理解しやすいと思います.

 なるほど,それなら教員の誰もが理解できそうです.

Chapter 02
シミュレーション教育の教育工学

　まず,シミュレーション教育の定義は『臨床現場を模した学習環境で経験に基づいた学びを目指す教育』でいいですね.

　はい,それはイメージできます.現実の事象・体験を仮想的に経験する,ということですね.

　その通りです.非常によく理解されていると思います.現在の医学教育は『知識をいかにして使いこなすか』という深い思考力が求められています.深い思考力を育成するためには『自ら学び考える』アクティブラーニングが必要です.

　そうですね,PBLDなどもアクティブラーニングの1つですからね.

　実は,知識を獲得する自学や講義を除けば,全ての教育がシミュレーション教育に入ります.

　確かにそうですね.臨床実習で患者さんに危害を加えないようにシミュレーターを用いていますものね.

　ほとんどの医学教育は経験型学習論理に基づいていますしね.

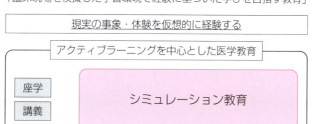

図2-1 シミュレーション教育は医療教育の中心

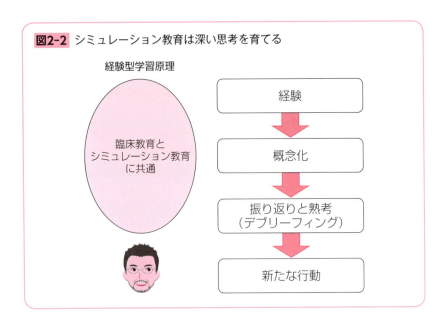

図2-2 シミュレーション教育は深い思考を育てる

経験型学習原理

臨床教育と
シミュレーション教育
に共通

経験 → 概念化 → 振り返りと熟考（デブリーフィング） → 新たな行動

　まさにその通りです．シミュレーション教育は現在のアクティブラーニング主体の医学教育の中心に位置しています 図2-1．経験型学習論理は，まさにシミュレーション教育の有効性を示唆しています．

　経験型学習論理というのはどういうイメージでしょうか？

　経験型学習論理は，『経験は概念化され，「深い思考」の後，新たな行動へつながる』という考え方です 図2-2．シミュレーション教育の中心概念として全てに共通します．

　なるほど．

Chapter 02
シミュレーション教育の教育工学

様々なシミュレーション教育の方法

　ところで，シミュレーション教育の方法と言いますと，マネキンを用いたシミュレーションが主なのでしょうか？

　そうですか？　実は皆さんは，気がつかないうちに色々な教育方法に接しています．それぞれの方法がテクニカルスキルおよびノンテクニカルスキルどちらの獲得に有効かを学んでいきましょう．

　方法論により獲得が期待されるスキルが異なるのですね．

　そうですね，イメージしやすいものとして，採血や点滴，中心静脈確保などを訓練するためのタスクトレーナーと言われるものはテクニカルスキル獲得が期待されますね．

　そうですね．マネキンなどのシミュレーターはどうですか？

　気道確保や窒息の解除の練習に用いればそれはテクニカルスキルです．しかし，ケースシナリオをそこに付与することで臨床判断やチームビルディングなどのノンテクニカルスキルの訓練にもなります．

　確かに，心肺蘇生教育でのコミュニケーションや状況把握もノンテクニカルスキルですね．

　その他にも，**模擬患者もコミュニケーションというノンテクニカルスキルを獲得するために有効**ですよね．実際 PEACE や ELNEC という緩和医療学会の講習会では，お互いに模擬患者および模擬診察を行い，訓練しますよね．

　確かにその通りです．

図2-3 主なシミュレーション教育

シミュレーションの方法	習得目的のスキル
タスクトレーナー（気管挿管など）	テクニカルスキル
模擬患者	ノンテクニカルスキル
バーチャルリアリティー	ノンテクニカルスキル
シミュレーターを用いたシナリオトレーニング	ノンテクニカルスキル テクニカルスキル
Problem-based learning discussionを用いたシナリオトレーニング	ノンテクニカルスキル

ノンテクニカルスキル≒臨床思考・判断・対応能力

経験型学習理論に基づいた指導スキルが必要

　ところで，Problem-based learning discussion（PBLD）もシミュレーションですね．これもノンテクニカルスキル育成ですね 図2-3．

　そうです．臨床状況の提示から様々な可能性を考慮し進めていくPBLDは，テクニカルスキルは対象ではありませんがノンテクニカルスキル育成に有効です．実際，法学領域でも模擬裁判が行われていますが，PBLDに似ていると思います．

　あと，バーチャルリアリティーですが，これもシミュレーションに用いられるのですね．

　そうです．バーチャルリアリティーは外科手術などのシミュレーションだけでなく，非常に可能性が高い分野です．海外では難しい手術前のリハーサルシミュレーションも行われています．本邦でも徐々に利用されていくことでしょう．

シミュレーション教育の教育工学

　なるほど，医学部学生対象に行う予定の救命教育にもシミュレーションの選択肢は多いのですね．

　そうですね．救命教育の場合，それぞれの学習目標がありますよね．卒前はどちらかというと蘇生スキル，卒後は災害対応や実際の連携などになります 図2-4．なので，それぞれにあったシミュレーション教育の方法論を選択する必要がありますね．

　なるほど．学習目標を再度見直して適切な方法を選択します．

　私もそれぞれの部署のニーズに合わせたシミュレーション教育を選択します．

　その通りです．もう一度言いますが，シミュレーション教育は，『経験は概念化され，「深い思考」の後，新たな行動へつながるという経験型学習論理に基づいている』ということを理解しましょう 図2-5．我々は真剣に経験したことでないと行動変容をすることができないのです．

図2-4 救急現場教育に適応すると……

- 心肺蘇生スキル………胸骨圧迫や気道確保
- 気道確保スキル………タスクトレーナー
- チームスキル…………シミュレーター
- 搬送訓練………………模擬患者
- 大規模災害対応………PBLDやバーチャルリアリティー

図2-5 シミュレーション教育は全て経験型学習論理に基づく

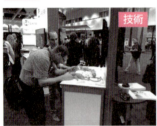
技術

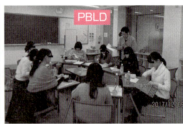
PBLD

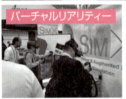
バーチャルリアリティー

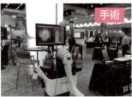
手術

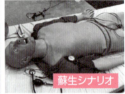
蘇生シナリオ

現実の事象・体験を仮想的に経験する

経験は概念化され，「深い思考」の後，新たな行動へつながる

■ シミュレーション教育と医学教育

　現在の医学教育では，医学生や研修医が患者さんに最初から侵襲的な行為を行うことが倫理的に許容されません．ほとんどの病院が臨床実習での学生の同席にも患者さんから同意書をいただいている状況です．ですので，技術的な側面だけでなく手技の流れや注意点に関して，シミュレーションを用いて学ぶことは非常に大切です．これには点滴や中心静脈確保のようなテクニカルスキルだけでなく，コミュニケーションなどのノンテクニカルスキルも含まれます．シミュレーション教育の方法は様々ですが，活用することで大きな学習効果を得られると思います．

■ 教育企画・開発のためのインストラクショナルデザイン

　近年，シミュレーション教育は，教育デザインの発展により，より効

Chapter 02 シミュレーション教育の教育工学

果を増しています．教育方法を追求するインストラクショナルデザインは，最適な教育効果を上げるために取り組む作業や順番を示してくれます．

有名なインストラクショナルデザインとして，ADDIE モデルがあります 図2-6．これは

　　ニーズ調査・分析　Analysis
　　設計　Design
　　開発　Development
　　実施　Implementation
　　評価　Evaluation

の5つの段階で構成され，これを繰り返すことで教育の質を上げていきます．「学習者に求められているものは何か」や「医療安全上検討すべき課題は何か」ということをしっかり考えてシミュレーション教育を組み立てることが大切です．

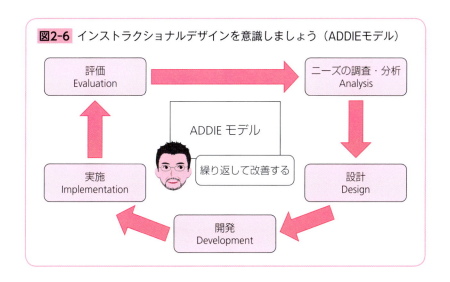

図2-6 インストラクショナルデザインを意識しましょう（ADDIEモデル）

POINT

- ☑ シミュレーション教育はアクティブラーニングの中心です
- ☑ シミュレーション教育は経験型学習論理に基づいています
- ☑ 経験型学習論理は深い思考の後，新たな行動への変容を重視します
- ☑ それぞれの学習目標に合わせたシミュレーション教育の手法選択が大切です
- ☑ シミュレーション教育の計画・実行においてはインストラクショナルデザインを意識する必要があります

参考文献
1) 志賀　隆. 実践シミュレーション教育 医学教育における原理と応用. メディカルサイエンスインターナショナル; 2014.
2) 内藤知佐子，伊藤和史. シミュレーション教育の効果を高める ファシリテーター Skills & Tips. 医学書院; 2017.
3) 浅香えみ子. 看護にいかすインストラクショナルデザイン: 効果的・効率的・魅力的な研修企画を目指して. 医学書院; 2016.

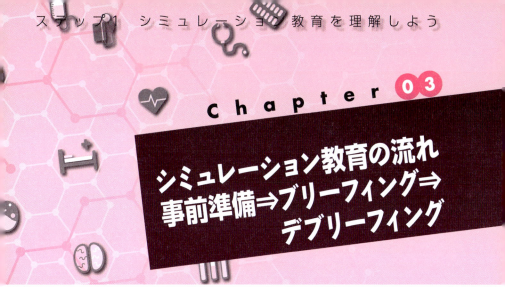

Chapter 03
シミュレーション教育の流れ
事前準備⇒ブリーフィング⇒デブリーフィング

Introduction

この章では，シミュレーション教育の一連の流れについて学んでいきます．シミュレーション教育の流れは，「事前準備」⇒「ブリーフィング（事前説明）」⇒「デブリーフィング（振り返り）」の3つです．
この一連の流れを理解することが教育設計の基本です．

STEP 1：事前準備

　Chapter 4から実際にシミュレーション教育を設計していきます．ここではシミュレーション教育の準備から実行に至る「流れ」について理解していただこうと思います 図3-1 ．

　教育は準備が何よりも大切ですからね．

　まず，大切なことは，学習目標を定めることです．例えば，超音波ガイド下の中心静脈穿刺を円滑に行うとか，心肺蘇生時の蘇生スキルを身につける，とかですね．

> **図3-1** シミュレーション教育の流れ
>
> STEP 1：事前準備
> - 学習目標の作成
> - 事前学習資料の配布と徹底
> - 教育方法の選定
>
> STEP 2：ブリーフィング（開始前説明）
> - 心理的・物理的安全環境の確保
> - ルールの説明
>
> STEP 3：デブリーフィング（施行後）
> - 深い振り返り
> - フィードバック

そうですね，それぞれの学習者に適した学習目標を設定しないといけませんものね．『理解できる』か『実行できる』かも含めてきちんと設定したいと思います．

そして，何度も繰り返しますが，基本的な知識は獲得できないので，『これは自己学習しておいてほしい』という事前学習資料の作成が大切です．

私はこれを欠いていたと思います．自ら学べばそれだけアクティブラーニングにもつながりますよね．

そして，シミュレーション教育の方法選択です．テクニカルスキルを学習目標とするならばタスクトレーナーなどのシミュレーターを，ノンテクニカルスキルの中でコミュニケーションを学習目標とするなら模擬患者，多職種連携を目標とするならシナリオシミュレーションなどです．

なるほど，この点をしっかりと組み立てて事前準備してみます．

Chapter 03

シミュレーション教育の流れ

STEP 2: ブリーフィング（事前説明）

　ブリーフィングというのはシミュレーション教育の前に行うルール説明みたいなものですか？

　そうです．日本で多くの場合に欠けているのがこのブリーフィングだと思います．中学・高校では，授業に出席しテストで一定の点数を獲得すれば合格ですが，大学，特に実践を重んじる医療系学部ではそうはいきません．能動的に教育を受けることが必要になりますから，そのために，評価方法やシミュレーション施行時のルールを伝えるべきです 図3-2．

　なるほど，評価方法を説明することは大切ですね．シミュレーションのルールとは何ですか？

　全てのシミュレーターは臨床患者さんに比べると現実度は低下します．ですからシミュレーターの使用法や状況判断について説明することが大切です．

　なるほど，ルールを説明してから，教育実践を行うという基本にのっとっているのですね．

図3-2　事前学習の必要性

基本的な知識はシミュレーション教育で得られない

事前学習で基本的な知識を獲得

「知識を機能的に活用する」ための訓練としての
シミュレーション教育

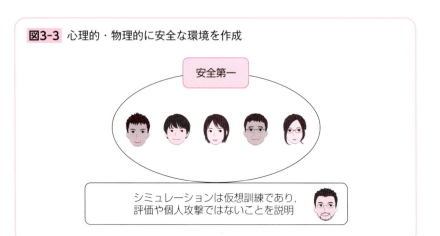

図3-3 心理的・物理的に安全な環境を作成

　ここで重要なことは，シミュレーションは現実ではないので，心理的や物理的にも安全な環境で取り組めるということです．その点を理解して，安心して学習してほしい，ということです 図3-3．

　確かに，厳しい状況のシナリオを行う際に，過換気症候群を発症したり，泣き出す学習者もいますね．最初にシミュレーションは安全な環境であることを伝えることが大切ですね．

STEP 3: デブリーフィング（振り返り）

　シミュレーション教育では，『デブリーフィング』が最も大切とよく聞きますがなぜでしょうか？

　非常にいい質問です．デブリーフィングという英語が難しければ，振り返りとか熟考による改善と考えてもらえればいいです．デブリーフィングは経験型学習論理の根幹です．

　シミュレーションを行って経験したことを，深く考えて新たな学びを得るということですね．

Chapter 03
シミュレーション教育の流れ

　そうです．そしてこのデブリーフィングには，自分で行うものと他者から指摘されて行うものの2つがあります．だから，教育者は学習者に対して，『自身でどのように改善を考えるか』と『客観的な視点から改善を示唆するか』を伝える必要があります．これは後の章で学びましょう．

　よくわかりました．

■ アクティブラーニングを意識して教育の流れを

　ところで，この事前準備，ブリーフィング，デブリーフィングの3プロセス全てで意識する必要があることは何かありますか？

　それは常に学習者のアクティブラーニングを意識することです．自ら学ぶ姿勢をこの3ステップともに維持することで，初めてシミュレーション教育は効果を生み出すのです．

　なるほど．

　ミラーの学習ピラミッドというものがありますが，完全にできるという『Does』から意識しなくてもできる『Is』の領域に達するには，アクティブラーニングを維持する必要があります 図3-4 ．私自身も麻酔科医ですが，指導医になるまでの間，自ら意識してアクティブラーニングを維持してきたつもりです．

　よくわかりました．特に学習者が大学生以上ですから，成人教育原理の観点からもアクティブラーニングは必要ですね 図3-5 ．

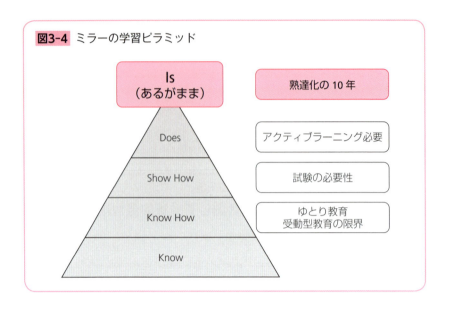

図3-4 ミラーの学習ピラミッド

図3-5 アクティブラーニングの意義

成人である学習者に
①受動型教育は通用しない
②受動型では膨大な知識を機能的に得られない
③受動型では研究思考能力は養えない

自ら「疑問を持ち，調べ，学ぶ」
アクティブラーニングの導入が必須

■ シミュレーション教育を行う際の2つの盲点
事前学習と安全な環境

　シミュレーション教育を行う際に，2つの必須事項があります．それは事前学習と安全な環境の保証です．

　シミュレーション教育は，これまでに得た知識を機能的に活用するこ

Chapter 03

シミュレーション教育の流れ

とが目標であることから，ベースとなる事前学習が必ず必要です．ですので，教育者は必ず学習者に事前学習を行わせましょう．

また，シミュレーション教育では模擬体験の後に深く考えて新たな行動へつなげることが目的です．これらの学びのプロセスが物理的心理的に安全でない場合，学習効果は半減します．

なので，どのようなシミュレーション教育を行う際でも繰り返し下記の2つの原則を強調しましょう．

- 基本的な知識がないとシミュレーションできないので事前学習を行う．事前学習により学習者の知識格差が小さくなり教育効果も上がる．
- 現実の臨床現場でない「物理的・心理的に安全な環境」であることを教育者も学習者も認識する．

■■アイスブレイキングを上手に使用しよう

シミュレーション教育講習会などでアイスブレイクという時間があります．参加者の中には，自分の好きな食べ物や趣味の紹介などを行うことを時間の無駄と感じている方もいるかもしれません．しかし，このアイスブレイキングは，「自己紹介」以上の役割を果たします．アイスブレイキングは，学習者が積極的にシミュレーション教育に集中するための入り口です．ここで，様々な職種や診療科の壁を越えて発言および傾聴しあえるかが，シミュレーション教育に積極的に取り組めるかどうかに影響します．方法としては自己紹介，他己紹介などいろいろあります．

POINT

- ☑ シミュレーション教育の第1ステップとして学習目標設定と事前学習推奨が大切です
- ☑ シミュレーション教育の第2ステップとしてブリーフィングを行い，心理的・物理的に安全な環境であることを保証します
- ☑ シミュレーション教育の第3ステップとしてデブリーフィングを行い，経験したことを深く考え新たな学びにつなげます
- ☑ シミュレーション教育施行時に教育者は学習者のアクティブラーニング維持に努めます

参考文献
1) 駒澤伸泰. 臨床教育と連続性のあるシミュレーション教育の重要性—成人教育原理の重要性—. 日臨麻会誌. 2016; 36: 599-603.
2) 内藤知佐子, 伊藤和史. シミュレーション教育の効果を高める ファシリテーター Skills & Tips. 医学書院; 2017.
3) 志賀　隆. 実践シミュレーション教育 医学教育における原理と応用. メディカルサイエンスインターナショナル; 2014.

ステップ2 シミュレーション教育を作ってみよう

Chapter 04

シミュレーション教育の学習目標を定める

Introduction

ここまでシミュレーション教育の一連の流れを概説しました．本章からは具体的にシミュレーション教育を構築していきましょう．

ここからは黒澤先生が，卒前教育に対して林先生と，卒後教育に対して嘉納先生と共に考えていきます．まずは学習目標の設定です．

■ 何ができるようになってほしいかが学習目標

　それでは，まずそれぞれのシミュレーション教育に対する学習目標を設定しましょう．

　学習目標というのはシミュレーション教育で必須でしょうか？

　シミュレーション教育も，教育である限り学習目標が必要です．学習目標がないということは，砂漠の中をコンパスなしで歩いているようなものです．

なるほど，まずは学習目標を設定しないと自己満足の教育で終わってしまいますね．

そうです．学習目標の設定で大切なことは，それぞれの学習者のコンピテンスを理解することです．低学年に高度すぎる内容を施しても，逆に高学年にあまりにも基本的な内容を行っても意味がありません．

なるほど，卒前で言えばそれぞれの学年にふさわしい学習目標を設定しないといけないのですね．

そうです，全体の教育シラバスの中でシミュレーション教育がどのような役割を担うのかを意識して学習目標を設定しましょう．

わかりました．では，具体的に学習目標を設定する際の注意点を教えてください．

前章で学んだミラーの学習ピラミッドを思い出しましょう．これは学習効果を4段階に分けていました．そして**自ら学ぶアクティブラーニングを10年続けると意識しなくてもできる「Is」という領域に達する**ということでした 図4-1 ．

Is や Does は卒後教育の目標に入りそうですね．

そうですね．卒前教育では，やはり，『知っている』，『わかっている』，『できる』，の3つが基本的と思います．

シミュレーション教育はどのレベルを目指しているでしょうか？

やはり経験型学習論理に示されるように，経験して深く考えて行動変容がシミュレーション教育の意義なので，Show How のできる，が一般的と思います．

Chapter 04

シミュレーション教育の学習目標を定める

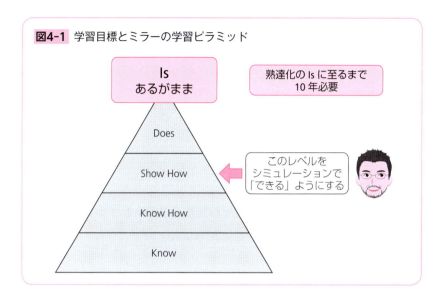

図4-1 学習目標とミラーの学習ピラミッド

　なるほど，Show How を訓練するためにも，その下のレベルの Know や Know How は事前学習で習得しておく必要性がありますね．

　さすが林先生．その通りです．何度も言うようにシミュレーション教育では基本的な知識を獲得できないので事前学習は何よりも大切です．

学習目標を設定しよう

　それでは，まず学習目標を設定していきましょう．林先生は卒前教育の心肺蘇生教育でお困りでしたね．

　はい，医学部 3 年生で臨床実習前に，急変対応教育として一次救命処置の病棟での実践を行いたいと考えています．シミュレーション教育として人型マネキンを用いたシナリオシミュレーションです．

図4-2 卒前教育での学習目標の1例

- 学習目標：院内急変時に迅速に一次救命処置が施行できる
- 対象：医学部3年生
- シミュレーション教育の方法：人型マネキンを用いたシナリオシミュレーション
- 事前学習資料：院内急変対応マニュアル，蘇生ガイドライン　除細動や薬剤投与の方法

それまでに，救急看護は知識的に保障されていますか？　生理学や解剖学は終わっていますね．

はい，それらの科目は2年生までに終わっており，試験も済んでいます．

いいですね．基本的な知識が保障された上での一次救命処置なら非常に意味があります．それでは学習目標と事前学習資料はどのようにしますか？

学習目標は，『院内急変時に迅速に一次救命処置が施行できる』にしたいと思います　図4-2 ．

いいと思います．

事前学習資料ですが，院内急変対応時のマニュアルを簡略化したものと蘇生ガイドラインを渡そうと思います．

そうですね．配布時に蘇生教育の必要性を説明することが大切ですね．『患者さんを守るために，迅速な救急対応システムが必要』という学習目的と，『臨床現場で訓練することは倫理的問題があるのでシミュレーションを用いる』ということですね．

先生，私の卒後部署内勉強会に関しても相談に乗ってください．

Chapter 04
シミュレーション教育の学習目標を定める

もちろんです．

鎮静に関する医療事故が MRI 室で発生したため，部署内勉強会を行いたいと思います．学習目標は，『各自が鎮静時の医療安全について理解し実行できる』，にしようと思います．事前学習資料は，鎮静に関するガイドラインを配布しようと考えています 図4-3 ．

非常に意義深いと思います．シミュレーション教育は何を用いますか？

鎮静事故を模した PBLD を用いる予定です．

自分たちの部署で発生したインシデントやアクシデントなら，皆さん思い入れがあるので，改変した方がいいと思います．また，必ず事故症例を提示するのではなく，通常の鎮静行為の中で何を高めていくかに着目した方がいいと思います．

わかりました．その点は特に注意します．

読者の皆さんも学習目標を書き込んでみましょう 図4-4 ．

図4-3 卒後教育での学習目標の1例
- 学習目標：各自が鎮静時の医療安全について理解し実行できる
- 対象：MRI 室看護師
- シミュレーション教育の方法：鎮静管理および危機対応に関する PBLD
- 事前学習資料：鎮静ガイドライン

図4-4 皆さんも学習目標を設定しましょう

実際に書き込みましょう

- 学習目標：

- 対象：

- シミュレーション教育の方法：

- 事前学習資料：

- 時間：

■ミラーの学習ピラミッドとシミュレーション教育

　ミラーの学習ピラミッドは，シミュレーション教育の意義を如実に表しています．前章で述べたように，シミュレーション教育の最大の弱点は基礎的な知識を獲得できません．ですから，まずは最低限の知識を座学もしくは講義で獲得する必要があります．そこで，ミラーの学習ピラミッドの Know，Know How をクリアすることが必要です．次に，シミュレーション教育を活用することで，Know How での疑問点や Show How のレベルにつながります．これが臨床現場でのトレーニングと合わさることで Does へつなげることができます．このピラミッドを見ると，シミュレーション教育の活用点が理解できると思います．常にこのピラミッドを意識しながら「〜できる」という学習目標を策定していきましょう．

■学習者の基礎能力と学習ニーズを意識することが大切

　シミュレーション教育の学習目標を設定する際に大切なことは，学習

Chapter 04
シミュレーション教育の学習目標を定める

者の基礎能力とニーズを把握することです．一定の基礎知識や技能が備わっていることをレディネスと言います．レディネスが不十分な場合，シミュレーション教育の効果は低くなりますし，学習ニーズがずれていれば学習動機も上がりません．そこで，医療安全シナリオを作成する際などは，十分なニーズの検討が必要であり，学習者の基礎知識などがないと判断する場合，事前学習を推奨することが大切です．

- ☑ シミュレーション教育を行う際に学習目標作成は重要です
- ☑ シミュレーション教育の学習目標は「できる」を目指します
- ☑ シミュレーション教育の学習目標策定時に，事前学習内容も決定します
- ☑ それぞれの学習者のレベルに合わせた学習目標作成が大切です

参考文献
1) Harden RM, Crosby JR, Davis MH, et al. AMEE Guide No. 14: Outcome-based education: Part 5-From competency to meta-competency: a model for the specification of learning outcomes. Med Teach. 1999; 21: 546-52.
2) Naik VN, Brien SE. 2013 Review article: simulation: a means to address and improve patient safety. Can J Anaesth. 2013; 60: 192-200.
3) 田川まさみ, 西城卓也, 錦織 宏. 医学教育におけるカリキュラム開発. 医学教育. 2014; 45: 25-35.
4) 内藤知佐子, 伊藤和史. シミュレーション教育の効果を高める ファシリテーター Skills & Tips. 医学書院; 2017.

Chapter 05 シミュレーションの教育の評価

Introduction

医学教育における評価は,「総括的評価」と「形成的評価」に分かれます.シミュレーション教育では,形成的評価が非常に重要になります.
ここでは医学教育における評価を再度考えて,シミュレーション教育に活かしていきましょう.

医学教育における総括的評価と形成的評価

 今日は,医学教育における評価の意味を考えましょう.

 評価と言いますと,成績評価というイメージがまず浮かびます.

 そうですね,成績評価にも 2 通りありますよね.1 つは『合否判定を行うための評価』ともう 1 つは『何がどれだけできているかを評価する』という 2 つですね.

Chapter 05
シミュレーションの教育の評価

 そういわれるとそうですね．

 実は医学教育の世界では，合否のような○か×の評価を総括的評価と言います．一方，模擬試験や小テストのように合否には関連しないけれども，自らのスキルを評価するものを形成的評価と言います 図5-1 ．

 なるほど，我々医療者はどちらの評価も受けながら育成されていますね．

 その通りです．私たちは，卒前はどちらかというと単位取得と進級試験，医師国家試験と総括的評価が多く 図5-2 ，卒後は形成的評価が多いと思います 図5-3 ．おそらく看護師や薬剤師などの他の職種も同様と考えます．

 なるほど，シミュレーション教育も医学教育の一部ですが，両方の評価が用いられるのでしょうか？

 そうですね，シミュレーションを試験として用いるものにOSCEがありますね．OSCEは，シミュレーションを総括的評価に用いています．もしくは一次救命処置や二次救命処置講習会では最後に実技試験を行っています．あの試験も認定を与

図5-1 総括的評価と形成的評価

総括的評価：
「その教育プログラムの中で学習者がどの程度，スキル習得を行えたかを評価する方法」
例：進級試験，入学試験

形成的評価：
「教育プログラムの中途過程において評価を行い，学習者への教育方法改善に生かすための評価」
例：小テスト，模擬試験

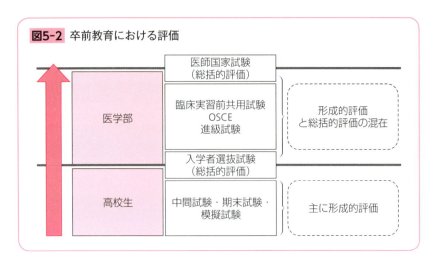

図5-2 卒前教育における評価

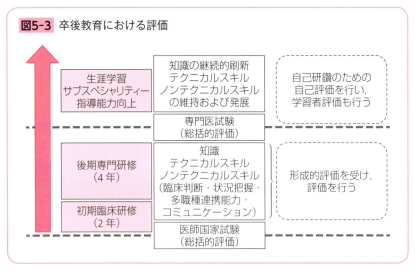

図5-3 卒後教育における評価

えるかどうかの総括的評価です．

 よくわかりました．

Chapter 05

シミュレーションの教育の評価

しかし，多くの場合シミュレーション教育は形成的評価に用いられます．これは，おそらくシミュレーションによる客観的な評価が日本では確立できていないことが原因と思います．そして，形成的評価を行うことで，シミュレーション教育の有効性を十分に活かせるのです．

経験して，学習者ができていないところが理解でき，次の改善行動につながるからですね．

その通りです．

形成的評価におけるチェックリストの有効性

ところで，私の卒前蘇生教育も，能力開発がメインの目的なので形成的評価が主体になると思います．どのようにして，形成的評価を行ったらいいでしょうか？

非常にいい質問です．評価というのは評価者の主観によって変動することはできる限り避けなくてはいけません．ですから，チェックリストを用いることが有効だと思います 図5-4 ．先生の蘇生の場合ですと，救援依頼を行ったかどうか，胸骨圧迫の質，AEDの正しい使い方などが重要と思います．

なるほど，さっそく応用してみます．

是非とも使用してください．このような評価表を用いれば形成的評価だけでなく総括的評価にも使用できます．

先生，私が行おうとしている卒後の医療安全シミュレーションですが，チェックリストを用いた方がいいでしょうか？

もちろんです．ただ，先生がされようとしているような医療安全系統の教育は個人の問題とシステムの問題が混乱すること

図5-4 チェックリストの例

	できていたか○か×
感染防護器具の着用	
周囲の安全確認	
救援依頼	
頸動脈触知	
胸骨圧迫　速さ	
胸骨圧迫　質	
胸骨圧迫の中断が10秒以内	
胸の上がる人工呼吸	
AEDのパッド装着	
AEDの操作手順	
AEDの安全確認	

総括的評価にも形成的評価にも使用できます

図5-5 改善点分類表の例

	個々の医療者	組織システム
問題点		
改善点		

協働して問題に取り組む姿勢を育てることができます

も多いので，評価表だけでなく問題分類表のようなものを提示した方が有効かと思います．

なるほど，個人とシステムの問題点の整理のためですね．

学習目標と事前学習資料を渡し，評価方法も整ってきました．いよいよ次は教育試行とデブリーフィングとなります．

Chapter 05
シミュレーションの教育の評価

■ 総括的評価と形成的評価

　教育工学において学習目標を達成できているかどうかを検証する方法として「評価」があります．教育工学的な評価は，主に形成的評価（Formative evaluation）と総括的評価（Summative evaluation）に分類されます．

　形成的評価とは，「教育プログラムの中途過程において評価を行い，学習者の教育方法改善に生かすための評価」です．

　形成的評価は，今後の改善点を示唆しフィードバックを行うことで初めて意義をなします．単に，できている点とできていない点を指摘するだけでは十分ではありません．自動車教習所の例を挙げると「アクセルの踏み込み方はいいけれど，速度超過です」は不適切な形成的評価かもしれません．「もう少し速度メーターと前方に注意しながらアクセルを踏み込んでいくと，より上手になりますよ」というフィードバックを加えるのが良い形成的評価です．

　対照的に総括的評価とは，「その教育プログラムの中で学習者がどの程度，スキル習得を行えたかを評価する方法」です．先述の自動車教習所の毎回のインストラクターからの評価とフィードバックを形成的評価とすれば，免許交付所での試験が総括的評価となります．

■ 様々な評価ツールの方法

　ここでは，チェックリストという○か×で評価できる評価表を紹介しましたが，他にも評価方法はあります．3段階や5段階で評価を行うものをレーティングスケールと言います．さらに，具体的行動を提示した表で，学習者のパフォーマンスを段階的かつ多面的に評価するものをルーブリックと言います．それぞれの利点と欠点を表にまとめます．筆者は，まずチェックリストを用い，その後，レーティングスケールやルーブリックを用いることをお勧めします　図5-6　．

図5-6 様々な評価ツールの方法

	チェックリスト	レーティングスケール	ルーブリック
利点	判断が明瞭 初心者でも使用可能	○か×で評価できない 過程を評価できる	評価者によるばらつき を最小限化可能
欠点	項目が多いと評価しにくい チームの行動などの評価 は難しい	評価者によるばらつき が大きい	作成に時間と微調整を 要する 難易度高い

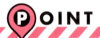

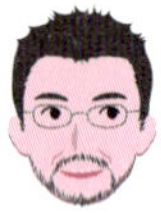

まずはチェックリストから始めましょう

POINT

- ☑ 医学教育における評価は総括的評価と形成的評価に分かれます
- ☑ 総括的評価は進級試験や資格試験などが代表的です
- ☑ 形成的評価は模擬試験，小テスト，中間テストなどが代表的です
- ☑ シミュレーション教育における形成的評価は必須です
- ☑ 形成的評価のためにチェックリストなどを活用しましょう

参考文献

1) 羽場政法．ノンテクニカルスキル習得のためのシミュレーション教育の意義—The ANTS System の紹介—．日臨麻会誌．2015; 35: 533-7.
2) 鈴木富雄．模擬患者（SP）参加型診療シミュレーション実習の意義 —2 大学 3 年間の学生による評価票調査から—．医学教育．2014; 45: 69-78.
3) Sturm LP. A systematic review of skills transfer after surgical simulation training. Ann Surg. 2008; 248: 166-79.
4) 駒澤伸泰．周術期管理チーム育成のためのシミュレーション教育〜本邦の手術医療文化に馴染む教育工学とアクティブラーニング導入の必要性〜．臨床麻酔．2017; 41: 907-12.

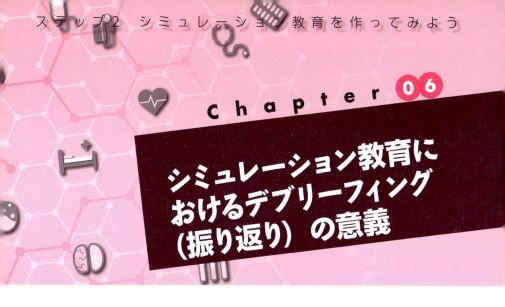

ステップ2 シミュレーション教育を作ってみよう

Chapter 06

シミュレーション教育におけるデブリーフィング（振り返り）の意義

Introduction

経験型学習論理に基づくシミュレーション教育では，デブリーフィングすなわち振り返りは非常に大切です．

振り返りというプロセスがなくてはシミュレーション教育の効果は半減します．

この章では，デブリーフィングの基本姿勢についてディスカッションしたいと思います．

経験型学習論理の中でのデブリーフィングの意義

 シミュレーション教育ではデブリーフィングという言葉がたくさん出てきますが，このデブリーフィングという概念が十分に理解できません．

 そうですね．その理由は，欧米と日本で基本となる教育工学が異なるからと思います．違和感を持って当然です．今まで何度も出てきた経験型学習論理における『深い思考の後に新たな行動につながる』概念は理解できますね．

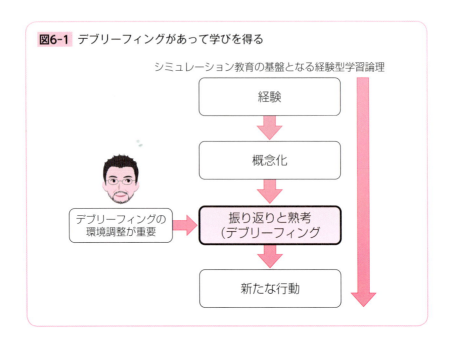

図6-1 デブリーフィングがあって学びを得る

　はい，成人教育原理で学んだ通り，自分で本当に深く考えて理解したことでないと変化は望めません．

　嘉納先生は今ちょうど，明確にデブリーフィングの意義を述べられました．学習者が経験を深く考えて変化のきっかけを作るのがデブリーフィングなのです 図6-1．

　そう言われるとイメージがつきます．しかし，具体的な方法が教科書によりバラバラでわかりにくいです．

　それは心配無用ですよ．それぞれの教育・医療文化の中でふさわしい方法を用いればいいのです．基本的なデブリーフィングの方法としては，再度シミュレーション教育の場が心理的や物理的に安全な環境であることを伝えることから始めましょう 図6-2．

Chapter 06
シミュレーション教育におけるデブリーフィング（振り返り）の意義

> **図6-2** 基本的なデブリーフィングの方法
> 1. 自分で振り返る（感想を聞く）
> 2. 他者からの指摘を受ける
> 3. チェックリストをみながらディスカッションする
> 4. 良かった点をまず指摘し，改善すべき点を次に述べる

なるほど，シミュレーションでミスをした場合に自責の念を感じないようにということですね．

そうです，いかにブリーフィングのステップで説明していても特に若い学習者は悩みます．

わかりました．

デブリーフィングで，大切なことは，まず学習者本人の感想を語らせることと，なぜその行動を取ったのかを自分で深く考えてもらうことです．その後に観察者やチェックリストによる振り返りを行いましょう 図6-3 ．ところで，日本人が一番教育でできていないことは何でしょうか？

> **図6-3** デブリーフィング（振り返り）の例
>
> 失敗した場合でも「どうしてうまくいかなかったのか？」「次成功させるためには何をすればいいか？」を話し合う
> 失敗した場合だけでなく成功した場合も同じ
> Debriefing の質問の例
> 「どこがよくできましたか？」
> 「どこを改善すれば次回もっとよくなりますか？」
> 「どのように改善しますか？」
> 「なぜそう思いますか？」
>
> 学習者に気づきをもたらす

うーん，なんでしょう．

　それは，できていることをできていると認めることです．悩みながらも学習者が選択した行動が適切であるなら，その思考回路は正しかったことになり，改善点に目を向けることができます．

　その通りですね．安全な環境で，できていることを認め，改善点に気づいてもらうことが大切ですね．

それぞれの学習者に対するデブリーフィング方法を

　お二人の教育実践では，どのようなデブリーフィングを行っていますか？

　私の卒前教育における心肺蘇生では，やはり患者さんの死に関連するような重い話題ですので，一度深呼吸してもらい，シミュレーションが終わったことを示します．

　素晴らしい工夫ですね．

　その後，学習者に一連の蘇生の流れを確認させ，感想と自分が気をつけたことと改善点を述べてもらいます．その後，チェックリストを用いて評価を見せて改善点を考えます．さらに，観察者である他の学生さんからフィードバックをしてもらいます．最初に良かった点を述べて，次に改善点を述べてもらいます 図6-4 ．

　そうですね．チェックリストを上手に用いて形成的評価につなげることが大切ですね．嘉納先生はどうですか？

　はい，私の鎮静管理におけるPBLDも同じですが，医療安全にかかわることなので，自分に関することと組織全体に

Chapter 06

シミュレーション教育におけるデブリーフィング（振り返り）の意義

関することの両方に関して深く考えてもらいたいと思います 図6-5 .

そうですね．『個人および組織のシステム全体に関してデブリーフィングを行うことが医療安全改善に最も大切』ですからね．

とにかく，お互いを批判せずに「建設的に医療安全改善につなげよう」という意識で向き合いたいと思います．

図6-4 林先生のデブリーフィングの例

学習目標：院内急変時に迅速に一次救命処置が施行できる
対象：医学部 3 年生
シミュレーション教育の方法：人型マネキンを用いたシナリオシミュレーション
事前学習資料：院内急変対応マニュアル，蘇生ガイドライン
時間：3 時間
評価方法：形成的評価　チェックリスト使用

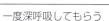

一度深呼吸してもらう
学習者に感想，意識した点，改善点を述べてもらう
チェックリストを用いてディスカッション
観察者から良かった点⇒改善点の順でプレゼンテーション

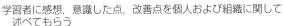

図6-5 嘉納先生のデブリーフィングの例

学習目標：各自が鎮静時の医療安全について理解し実行できる
対象：MRI室看護師
シミュレーション教育の方法：鎮静管理および危機対応に関するPBLD
事前学習資料：鎮静ガイドライン
時間：2時間
評価方法：形成的評価

学習者に感想，意識した点，改善点を個人および組織に関して述べてもらう
改善点分類表を用いてディスカッション
観察者から良かった点⇒改善点の順でプレゼンテーション
組織全体でシステムをどう変えるかをディスカッション

シミュレーション教育におけるデブリーフィングの意義

　シミュレーション教育では，学習者は実際の医療現場を模した環境の中で，臨床に必要なスキルを身につけることができます．

　これまで述べてきたように，シミュレーション教育は，必ずしも蘇生のような人型マネキンを必要としません．カードを並べて，「もしこの状況でこの薬剤を投与したら？」というように，ディスカッションするのもシミュレーションです．症例提示して，危険性や注意点を話し合うのもシミュレーションです．もちろん，模擬患者として鎮静患者を演じて，反応性の評価を訓練するのも立派なシミュレーションです．

　シミュレーション教育で重要なことは，'デブリーフィング'という深く考えるプロセスです．日本語では，「振り返りを行い熟考する」ということです．あるシナリオや項目に関して，「こうすればより良かった」「次はこうしてみよう」と本人が気づくことが，次からの臨床にお

Chapter

シミュレーション教育におけるデブリーフィング（振り返り）の意義

ける行動変容につながります．

デブリーフィングの様々な方法

　デブリーフィングの方法としては，様々なものがありますが，「Plus/Delta プラスデルタ法」や「GAS 法」が日本の教育文化に即していると筆者は考えています．

　プラスデルタ法は，よくできたところ（Plus）を挙げた後に，より改善できるところ（Delta）を指摘する方法であり，学習者間のプライドや自己尊重感を傷つけることがありません．まず，良かった点を認め，その次に改善点を示すことで受け入れやすくなります．

　また，GAS 法は Gather, Analysis, Summarize の頭文字を取った方法ですが，

　①情報を集める
　②集めた情報を分析する
　③分析した情報をまとめる

というデブリーフィングの 3 つのプロセスをまとめています．インストラクターがデブリーフィングの段階を意識しながら行う際に有用です．

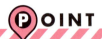

- ☑ デブリーフィングはシミュレーション教育の学びを得る段階で最も重要です
- ☑ 成人は深い思考の後でないと行動を変化させることはできません
- ☑ デブリーフィングを行う際も心理的・物理的に安全な環境作りを意識します
- ☑ デブリーフィングでは学習者ができているところも積極的に認めます
- ☑ デブリーフィングではチェックリストを上手に活用しましょう

参考文献
1) Cheng A. Learner-centered debriefing for health care simulation education: lessons for faculty development. Simul Healthc. 2016; 11: 32-40.
2) Garden AL. Debriefing after simulation-based non-technical skill training in healthcare: a systematic review of effective practice. Anaesth Intensive Care. 2015; 43: 300-8.
3) Komasawa N. Significance of debriefing methods in simulation-based sedation training courses for medical safety improvement in Japan. Springerplus. 2014; 3: 637.

ステップ2 シミュレーション教育を作ってみよう

Chapter 07

シミュレーション教育における教育者の役割

Introduction

さて，シミュレーション教育を行う準備が整ってきました．ここでは，シミュレーション教育を行う際のインストラクターの役割について述べたいと思います．

■ シミュレーション教育は'事前の試行'が必要

　先生，結構シミュレーション教育の準備をしてきましたが，どうしても自信が湧いてきません．

　私も同じです．きちんと教育実践ができるかどうか不安です．

　お二人の不安は当然のことです．通常シミュレーション教育を行う際は必ず試行が必要です．難しい言葉でいうと α テストと β テストなどと呼ばれていますが，きちんと教育者が動けるかどうか，学習者に対するチェックリストが機能するかも含まれます．α テストが教育者を対象に試行するものであり，β テストが少数の学習者に対して行うものです．

なるほど．まず，教員同士でαテストを試行してみたいと思います．

もちろん教員同士でもいいですが，学習レベルの問題があるので，できれば学習者に協力してもらいβテストを行うことが大切です．

■シミュレーション教育における教育者の役割

それではシミュレーション教育における教育者の役割を考えましょう．

シミュレーション教育では，教育者のことをインストラクターと呼ぶことが多いですね．稀にファシリテーター（Facilitator）という表現もありますね．

そうですね，これはいわゆる教師を表す Teacher とは異なる役割ですね．常に，**学習者のアクティブラーニングを引き出すために支える立場**と言えるでしょうか．

なるほど，ではインストラクターに必要な役割は何でしょうか？

まず，『何が必要学習項目かを常に意識すること』，次に『学習者が気づきを得やすい環境を作る』ことです．今まで述べてきたように，既に20歳を超えている成人の教育や行動改善は「自分で気づく」こと以外で達成できません．気づきを引き出すような質問や雰囲気を提供するのがインストラクターの役目です．

他には何がありますか？

動機（Motivation）を維持させることも大切です．『シミュレーション教育に参加することが楽しい』と思えないと，『次

Chapter 07

シミュレーション教育における教育者の役割

は頑張ろう』という気持ちが芽生えないと思います 図7-1 図7-2．

 わかりました，手探りですがやってみます．

 これらの基本はシンプルかもしれませんが，経験を積むことで，必ずインストラクターとしてのスキルは上昇します．なので，気長に経験を積むことです．

 ところで時間はどれくらいにしましょうか？

図7-1 インストラクターに求められること

1. 学習必要項目の意識づけ
   何が必要学習項目かを常に意識すること
2. 気づきを得られる環境作り
   成人教育で大切なことは，「気づき」を得ること
   既に20歳を超えている成人の教育や行動改善は「自分で気づく」こと以外で達成できない
   気づきを引き出すような質問や雰囲気を提供する
3. 動機（Motivation）を維持させる
   これが一番大切なこと
   研修が楽しいと思えないと，次はやってやろうという気持ちが芽生えない

図7-2 インストラクターはTeacherではなくFacilitatorの役割を

- Debriefingとは自己反省，自己の気づきを得ること
  （成人は自分で気づかないと行動変容できない）
- 行動変容するための手助けを行う
- 教える（Teacher）というよりは環境作りを行うFacilitator
- Debriefingに未来への提示（Feedback）を加味するとより効果的

> **図7-3** シミュレーション教育の流れ（再掲）
>
> STEP 1：事前準備
> - 学習目標の作成
> - 事前学習資料の配布と徹底
> - 教育方法の選定
>
> STEP 2：ブリーフィング（開始前説明）
> - 心理的・物理的安全環境の確保
> - ルールの説明
>
> STEP 3：デブリーフィング（施行後）
> - 深い振り返り
> - フィードバック

それも学習者の能力などによります．卒前の場合，授業時間などの制約がありますし集中できないことがあるかもしれません．

それでは，私は卒前蘇生教育を3時間で行います．

私は卒後医療安全教育を2時間で設計しますね．

もう一度，Chapter 3で提示したシミュレーション教育の流れについて提示します 図7-3．トライ＆エラーですが，インストラクターも自身の教育をデブリーフィングすることで改善していきましょう．

インストラクションで重要な基本

ところで，インストラクターを行う際に重要なことは何でしょうか？

それはやはり，教育の主役がインストラクターでなく，学習者であることを認識することです．

Chapter 07
シミュレーション教育における教育者の役割

なるほど，どのような工夫が必要ですか？

そうですね，一番大切なことは，上から目線の態度にならないことです．学習者が積極的に行動して動けることが何よりも大切です．

なるほど，腕を組むなどの威圧的態度は避けて，朗らかに前向きに接することですね．

そうです．その他にシミュレーションを行う際にシナリオをコーディネートする能力が必要です．情報を適切なタイミングで提供することをキューイング（Cueing），議論が進むようにサポートすることをプロンプティング（Prompting）と言います．日本語で言うと，合図と促進です．

この能力はどうすれば身につくのですか？

もちろんテクニックもあると思います．インストラクターの教える『ノンテクニカルスキル』も，経験を積んで育成していく必要があります．最低限の成人学習論理などを学んだ後に意識して経験を積んでいきましょう．

わかりました．インストラクターとして自らも学ぶ姿勢を大切にします．

そうですね．インストラクターは，いわゆる教師ではなくファシリテーターという環境調整役，すなわち受講生の自己の学びを支える役割，と考えた方がいいと思います．

成人教育における教育者の役割

成人教育では，受け身型ではなくアクティブラーニングを主体とした能動型教育が必要です．その中での教育者の役割は，一方的に教える人

ではなく学習者の学びを支える人でなくてはいけません．シミュレーション教育ではインストラクターは，ファシリテーターという調整者の役割を期待されます．

インストラクターは学習者が「デブリーフィングという深い振り返りをじっくりと行い新たな行動変容へつなげる」ための環境調整が大切です．

■ インストラクターに求められるファシリテーターとしての能力

近年，研修会などでもファシリテーターという概念が注目されています．ファシリテーターとは教師でも指導者でもなく，「学習プロセスを管理し，学習チームの成果を高めるために中立的立場で支援する人」と定義されます．

ファシリテーターに求められる教育スキルとして，

①学習者との関係を構築する力

②学習者の考えを傾聴する力

③学習者の考えを尊重し，学びを構成する力

です．

特にデブリーフィングを行う際は，心理的に安全な環境で熟考し，行動改善につなげていく必要性があります．デブリーフィング時のファシリテーターの役割として，

1. 学習者が積極的に参加しやすい安全な環境を構築し，発言を促す
2. デブリーフィングの目的を明確化し，参加者を尊重する
3. 学習者が自己経験を振り返り，熟考できるディスカッションを支援する
4. 学習者の課題解決面と非解決面を発見し，行動改善を支援する

ことが推奨されています．

Chapter 07
シミュレーション教育における教育者の役割

シミュレーション教育を行う際にはこのファシリテーターのイメージを大切にしましょう．

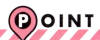

- ☑ シミュレーション教育には試行が必要です
- ☑ シミュレーション教育のインストラクターは学習者を支える姿勢が大切です
- ☑ シミュレーション教育では学習者にモチベーションを与え続ける姿勢が大切です
- ☑ シミュレーション教育スキルは指導者が自身の教育をデブリーフィングすることで向上します

参考文献
1) 内藤知佐子, 伊藤和史. シミュレーション教育の効果を高める ファシリテーター Skills & Tips. 医学書院; 2017.
2) 浅香えみ子. 看護にいかすインストラクショナルデザイン: 効果的・効率的・魅力的な研修企画を目指して. 医学書院; 2016.
3) Ericsson AK. The role of deliberate practice in the acquisition of expert performance. Psychol Rev. 1993; 100: 363-406.

Chapter 08 医学教育の中におけるシミュレーション教育

Introduction

これまでシミュレーション教育は現代の医学教育において必須であることを述べました．
この章では，変化する医学教育の潮流についてまとめておきます．
シミュレーション教育を医学教育に活かす際に役立つと思います．

■ 世界と日本の医学教育の潮流

　現在，世界の医学教育は目まぐるしい変革の時期にあると感じています．

　そうですね．やはり分子生物学や診断学の発展により凄いスピードで必要な医学知識量が増えてきています．社会からの期待も大きく，情報化社会の発達により，必要な知識量も増えています．以前に比しても，深く考える力が求められています．

　なるほど．なので，シミュレーション教育が医学教育において重要なのですね．

Chapter 08

医学教育の中におけるシミュレーション教育

そうです．増大する医学知識をいかに組み立てて，適切な対応をくみ上げるかというスキルを涵養（かんよう）するのに，まさにシミュレーション教育は有用です 図8-1．

世界だけでなく日本も同じでしょうか？

日本の医学教育は現在4つの流れにさらされています．1つ目は，社会からの「理想の医師像」に対する期待，すなわちプロフェッショナリズムです．

プロフェッショナリズムとは「医療者はこうあるべきだ」という概念ですね．

プロフェッショナリズムという概念は，少し日本文化にそぐわないところもあり議論がなされています．しかし，医療者への社会からの期待が高いことは間違いありません．近年，インターネットなどで一般的医療情報が社会に氾濫することによりさらに期待が高くなっています．

なるほど．

図8-1 医学教育の全世界的課題

- 生命科学の革新的発展
- 社会からの多様な期待と要求

- 年々膨大化する知識・知見量
- 医師として要求される様々なスキル
- 深い臨床思考能力の必要性

「思考力重視の医学教育」へ
シミュレーション教育に対する期待

2つ目と3つ目はそのような社会要請に対応できる医師国家試験内容とグローバルスタンダードに適合した医学教育の保証です．医師国家試験は国家による医師の質保証ですし，グローバルスタンダードへの適合は分野別認証などの形で行われます．

　質の保証のために国家も第三者組織も動き出しているということですね．

　4つ目は，知識の膨大化と専門細分化に対して，総合性と専門性のバランスを保とうという動きです．いわゆる，総合診療や地域医療の推進です 図8-2 ．

　よくわかりました．医学教育も大変ですね．

　10年後，20年後の医学医療問題は予測できるものもあれば予測できないものもあります 図8-3 ．そのため，深く考えられる若手育成をしないといけません．

　他に医学教育の特徴はありますか？

図8-2 本邦の医学教育の課題
- 社会からの「理想の医師像」に対する期待
  （プロフェッショナリズム）
- 社会要請に対応できる医師国家試験内容
  （国家としての総括的評価：試験内容変化）
- グローバルスタンダードに適合した医学教育
  （分野別認証・大学基準協会）
- 総合性と専門性のバランス
  （新専門医制度・総合診療・地域医療）

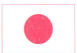

Chapter 08
医学教育の中におけるシミュレーション教育

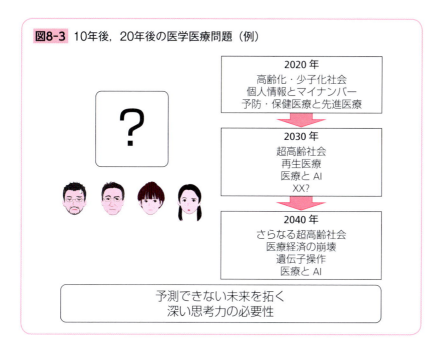

図8-3 10年後, 20年後の医学医療問題（例）

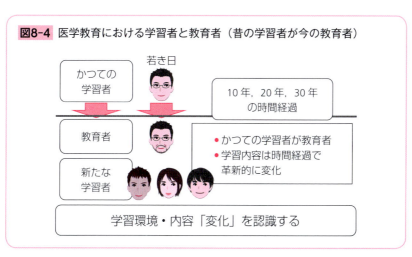

図8-4 医学教育における学習者と教育者（昔の学習者が今の教育者）

やはり，最大の特徴は『かつての学習者が今日の教育者になる』ことと思います 図8-4 ．

　これは，私たち医療職の大きな特徴と思いますが，何に気をつける必要がありますか？

　やはり，『自分たちが学生の頃は……』という考え方をやめることです．医学知識も社会情勢も10年20年で大きく異なっています．自分たちのアートとサイエンスを継承する若手に，彼らを取り巻く環境に適応した最高のスキルを伝達していこうという姿勢を大切にしましょう．

アウトカム基盤型教育の中でのアクティブラーニング

　医学教育の質保証のためにどのようなことが行われているのですか？

　現在の，医学教育の質評価としてアウトカム基盤型教育が行われています．アウトカム基盤型教育は，望ましい医療者像をアウトカムとして掲げ，学年ごとのロードマップを設定しています 図8-5 ．

　従来のGIO（一般教育目標），SBO（個別行動目標）に基づくカリキュラムとは何が異なるのでしょうか？

図8-5　アウトカム基盤型教育

- アウトカム基盤型教育は，望ましい医療者像：アウトカムを掲げ，各学年ごとのロードマップを設定
- 従来のGIO（一般教育目標），SBO（個別行動目標）に基づくカリキュラムでは，コース毎のGIO，SBOの到達に集中 ➡ 大学全体のGIO が軽視されがち
- アウトカム基盤型教育は単なる目指したい努力目標ではなく，確実に教育し，到達度も確実に評価する

Chapter 08
医学教育の中におけるシミュレーション教育

　それぞれの科目の GIO や SBO のみに着目すると，大学全体の GIO が軽視されてしまうからです．そこで，学習者能力を総合的に評価するためにこのアウトカム基盤型教育が推奨されています．アウトカム基盤型教育は，4 年ないし 6 年のアウトカムのためにロードマップを提示します．ロードマップは単なる目指したい努力目標ではなく，確実に教育し，到達度も確実に評価していくものです．

　なるほど，まさしく質の評価ですね．このアウトカム基盤型教育の中で大切なものは何ですか？

　それは，やはり深い思考力を養うためのアクティブラーニングです．シミュレーション教育の基本は全ての医学教育に当てはまります 図8-6 ．

　では，アクティブラーニングを維持するために必要なことは何ですか？

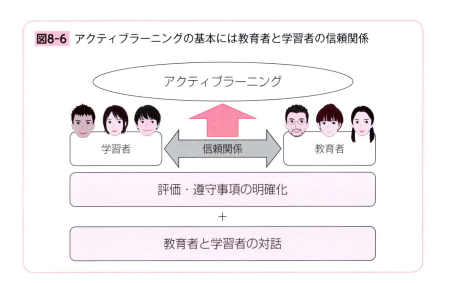

図8-6　アクティブラーニングの基本には教育者と学習者の信頼関係

やはり，学習者と教育者が信頼関係を維持することが何よりも大切です．定期的に教育に関する話し合いを行うことが第一です．さらに，シミュレーション教育のところで述べたように，評価方法を明確化し，ルールなどを徹底的に説明することです．心理的に安全な環境で初めて相互信頼関係が生まれ，アクティブラーニングにつながります．

非常によくわかりました．これからの変動する医学教育に私自身も柔軟な気持ちで取り組んでいきたいと思います．

■ できていることを認めることの大切さ

成人教育のコツの1つとして，褒める，認められるなどのプラスな感情が芽生えると学習者は直前の行動を繰り返し行おうとします．日本の教育では「褒めること」，「認めること」が積極的に行われてきませんでしたが，シミュレーション教育において「できていることを認める」ことは非常に重要なプロセスです．教育者はこの点を意識して，学習者の能力向上に活かしましょう．

■ 医学教育の変化とシミュレーション教育

現代の医学教育を取り巻く環境は，社会環境の変化，生命科学の発展により，年々変化しています．医学医療界の変化は，「高度先進化医療による新知識・新概念の登場」，「医学医療の細分化と対照的な総合診療の必要性」，「生命科学の飛躍的発展」，「ユビキタス社会の到来による高度情報化社会」，「患者の知識増大と権利意識の増大」など，多方面から影響を受けています．

このような予測できない医学医療の現状に対し，医学教育は知識獲得を第一とする教育から，自ら課題を発見し問題を解決するスキルの獲得を重視する方向への変貌を遂げてきました．この問題解決スキルへの深

Chapter 08
医学教育の中におけるシミュレーション教育

い思考力育成は必須でありシミュレーション教育が活用できます．これから起こりうる医学医療の変化の中でどのような医療体制が必要かを検討するためにもシミュレーションが有効です．

何かと予測のできない医学の将来ですが，数十年前の学習者が現在の教育者であるという点から「連続性」は維持されています．前世代からのアートとサイエンスを次世代へつなぐことを意識して教育を盛り上げていきましょう．

- ☑ 世界の医学教育の潮流として深く考える力が重視されています
- ☑ 日本の医学教育に対する質の保証として分野別認証が導入されています
- ☑ 医学教育の質保証としてアウトカム基盤型教育があります
- ☑ アウトカム基盤型教育の基盤としてアクティブラーニングがあります
- ☑ シミュレーション教育の活用がアクティブラーニングに基づいたアウトカム基盤型教育の成功に結び付きます

参考文献
1) 北村　聖．医学教育の現状と課題―連載の序として．医学のあゆみ．2015; 255: 909-12.
2) 田邊政裕．我が国の医師国家試験は卒前医学教育から卒後研修へのシームレスな移行を担保しているか．医学教育．2015; 46: 1-8.
3) 菊川　誠．医学教育における効果的な教授法と意味のある学習方法 (2)．医学教育．2013; 44: 243-52.
4) 西城卓也．医学教育に携わる人が備えるべき教育能力．医学教育．2013; 44: 90-8.

Chapter 09 医療安全のためのシミュレーション教育

Introduction

医療安全推進のために様々なシミュレーション教育が用いられています．

ここでは，いわゆる所属組織内で行う「組織内シミュレーション」について説明します．

また，実際の臨床現場でシミュレーションを行い，問題点を抽出する in situ シミュレーションについて説明します．

■ 組織内シミュレーションの意義

 大分この本も大詰めにさしかかってきましたね．

 この章は，主に病院内で行われる医療安全改善のための組織内シミュレーションについて述べていきます．

 通常のシミュレーションと組織内シミュレーション講習会の違いは何でしょうか？ 図9-1

Chapter 09

医療安全のためのシミュレーション教育

図9-1 組織内シミュレーション講習会の意義

	利点	欠点
公募型シミュレーション講習会	資格認定を受けれることが多い インストラクターの質が高い カリキュラムが洗練されている 概して学習意欲が高い	受講生間のディスカッションが行いにくい 実際の臨床がイメージしにくい 内容が画一的である 費用が高いことが多い
組織内シミュレーション講習会	受講生間ディスカッションがしやすい 臨床現場がイメージしやすい コンセンサスが作りやすい 費用が安いことが多い	資格認定を出しにくい 顔見知りばかりで緊張感がない 学習意欲が低いことがある

(駒澤伸泰. 日臨麻会誌. 2014; 34: 281-5[2)] から引用, 一部改変)

　まず,通常の公募のシミュレーション講習会は学習目標が一律です.蘇生シミュレーションでは,標準的な蘇生法の習得が学習目標となります.しかし,**組織内シミュレーションは組織内での問題解決という学習目標**があります.そのため,シミュレーション教育により公募コースでは得られない学びが得られます.組織内の構成員が参加するために医療安全向上に非常に役立ちます 図9-2 .

　確かにそうですね.非常に医療安全向上に役立ちますね.でも欠点もあるのではないですか?

　まず公募の講習会のように何らかの認定を行うことは難しくなりますよね.また,組織内シミュレーション教育を行う際は,職種や年功序列意識などを取り除いた参加者全体の医療安全への熱い意識が必要です.

　卒後の医療者は問題を目の当たりにしているので協力してくれますからね.どのようなシミュレーション教育が有効でしょ

うか？

そうですね．やはり一番シンプルなのは，医療安全上問題となった事例をPBLDへと変更して提示することですね．事例を変更して共通の問題として取り組むと，シミュレーション教

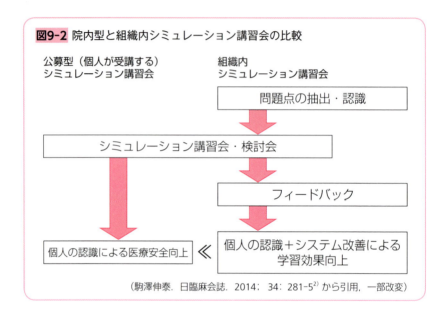

図9-2 院内型と組織内シミュレーション講習会の比較

(駒澤伸泰．日臨麻会誌．2014；34：281-5[2)] から引用，一部改変)

図9-3 組織内で行いやすいシミュレーション

シミュレーションの方略	習得目的のスキル
タスクトレーナー（気管挿管など）	テクニカルスキル
模擬患者	ノンテクニカルスキル
バーチャルリアリティー	ノンテクニカルスキル
シミュレーターを用いた シナリオトレーニング	ノンテクニカルスキル
Problem-based learning discussion を用いたシナリオトレーニング	ノンテクニカルスキル

医療安全のためのシミュレーション教育

育に必須の心理的に安全な環境準備が可能です 図9-3 ．

なるほど．それは非常に有効と思います．他の方法はどのようなものがありますか？

マネキンなどを用いたシナリオシミュレーションも非常に問題点の抽出に有効です．臨床現場でシミュレーション教育を行うことをin situ シミュレーションと言います．in situ とは「その場で」という意味です．

■ in situ シミュレーションの注意点と有効性

in situ シミュレーションという概念を初めて聞きました．

実際の臨床現場でシミュレーターや模擬患者を用いてシナリオを遂行することです．以前，消化器内視鏡室の鎮静に関するin situ シミュレーションを行いましたが，暗所での鎮静評価の難しさや緊急時アクセス制限などの様々な知見を得ることができました 図9-4 ．

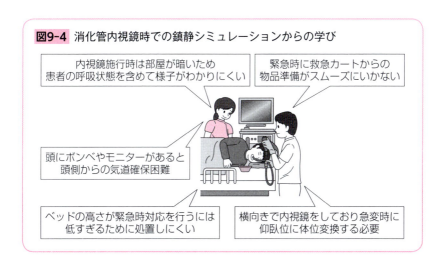

図9-4 消化管内視鏡時での鎮静シミュレーションからの学び

図9-5 in situシミュレーションの例

分娩後大量出血と死戦期帝王切開の組織内シミュレーション

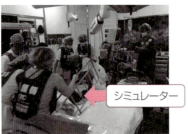
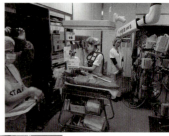

シミュレーター

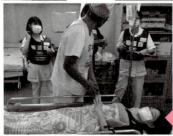

模擬患者

　　それは色々な学びが得られましたね．そして，消化器内科医，看護師らが合同で行ったことで，医療安全改善に関するコンセンサスが得られたということですね．

　　その通りです．他には，産科危機対応のシミュレーションを産科・救急・手術室看護師と産科・麻酔科医師合同で行いました **図9-5** ．この際は，死戦期帝王切開と分娩後大量出血を扱いましたが，医療安全上の問題点が明らかになりました．この訓練により産科危機対応はかなり改善したと思います．

　　その訓練の話は聞いたことがあります．多職種連携も非常に円滑に進むようになったのですよね．

Chapter 09

医療安全のためのシミュレーション教育

　その通りです．診療科と職種を超えて話し合うことで，患者さんを守る共通目標を確認できたらと思います．この取組みは各論の章でも紹介します．

　ところで，この in situ シミュレーションで気をつけないといけないことは何ですか？

　実際の臨床現場を用いて行うので，シミュレーションの薬剤や機器と臨床薬剤などが混入しないように注意しましょう．例としては子どものおままごと道具を実際の食事と並べて置いておくと食べてしまう可能性があるのです．おままごとが終わったらその道具はきちんと片づけておかねばなりません．

　確かに，シミュレーションで用いられているような清潔でない液体や機器が誤って患者さんの体内に入ってしまったら大変ですね．

　その通りです．これらの原則さえ守れば，**組織内シミュレーションはデブリーフィングが医療安全の振り返りとなり，組織全体の医療安全向上につながるのです．**

　難易度的にはどうでしょうか？

　もちろん，シミュレーション教育の基本となる学習目標と心理的・物理的に安全な環境は全ての基本です．最初は事例検討的な PBLD を行い，シミュレーターや模擬患者などの教育に習熟した後に，臨床現場での in situ トレーニングにつなげることが大切だと思います 図9-6 ．

　なるほど，ステップを経ながら進めていきます．是非とも各部署に紹介します．

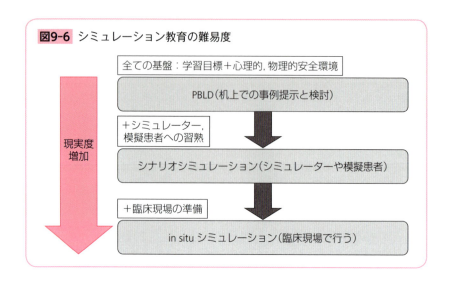

医療安全とシミュレーション教育

各領域の医療安全向上には，シミュレーション教育の有用性が提唱されています．1つは，有害事象の要因である，①患者側要因，②環境要因，③医療スタッフ要因，を心理的に安全な環境で検証できることです．

医療安全におけるシミュレーション教育を最大限に活用するためには，シミュレーションを行った際のフィードバックとデブリーフィングが大切です．

すなわち，シミュレーション講習会受講後に，個人における医療安全に関する認識の改善だけでなく，組織の医療安全体制変革について討議することが重要です．組織の医療安全体制変革は個々の医療従事者の意識改革だけでは不可能であり，組織のコンセンサスを必要とします．

公募型のシミュレーション講習会受講だけでは，個人の安全意識は向上できても，施設でのコンセンサスを得られる保証はないため，組織の医療安全体制の改善にはつながらない可能性があります．**組織内シミュ**

Chapter 09

医療安全のためのシミュレーション教育

レーションの場合，同じ環境で働く参加者が，コミュニケーションが円滑な状況で問題点の抽出と改善点のディスカッションを行えるため，システムの変革に有効です．

■in situ シミュレーションの意義と注意点

'in situ' は，「その場で」という意味を示します．医療安全改善のためのシミュレーション講習会を机上で PBLD などを用いた場合は，ファシリテーションがうまくいかないと，議論の焦点が 1 か所に限定されることもあります．実際の臨床現場でも，患者さんがいる On the job では緊張感が高いですが，シミュレーターなどを用いた Off the job の状況では，比較的落ち着いたディスカッションが可能となります．臨床現場で，実臨床に基づいたシナリオシミュレーション終了後に，デブリーフィングを行うことで，個人の気づきが深まるだけでなく，共通問題としてシステムの問題をディスカッションできます．

実際の手術室や消化器内視鏡室，歯科治療室などの実際の医療環境でシミュレーションを行うことにより，現場の改善点なども発見しやすいと考えます．

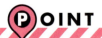

- ☑ 組織内シミュレーション教育は医療安全向上に有効な可能性があります
- ☑ 組織内シミュレーション教育の学習目標は医療安全上の問題点確保です
- ☑ 組織内シミュレーション教育のデブリーフィングは医療安全向上につながります
- ☑ in situ シミュレーションを行う際は，シミュレーションと臨床現場の薬剤および機器が混入しないように注意します

参考文献
1) 南　敏明, 監. 駒澤伸泰, 編. 周術期医療安全 Q & A70. 中外医学社; 2017.
2) 駒澤伸泰. 各領域における鎮静の医療安全にセデーショントレーニングコースが貢献するには. 日臨麻会誌. 2014; 34: 281-5.
3) 駒澤伸泰. 麻酔・救急領域における医療安全向上のためのシミュレーション教育の意義と課題. 日臨麻会誌. 2014; 34: 214-21.

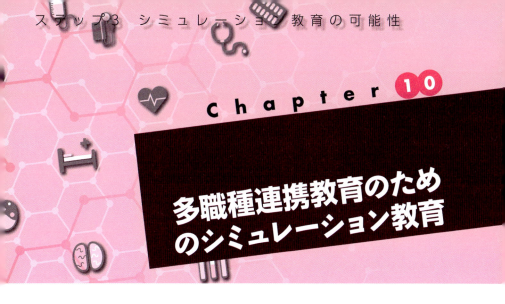

ステップ3 シミュレーション教育の可能性

Chapter 10 多職種連携教育のためのシミュレーション教育

Introduction

多職種連携教育の導入において，倫理的問題，参加人数制限，教育空間確保が問題となります．

シミュレーション教育を用いることで，医師，看護師，薬剤師をはじめとする様々なメディカルスタッフに対する多職種連携教育を進めることができます．

多職種連携教育の課題をシミュレーション教育で打破しよう

　黒澤先生，ずっと以前からの課題ですが，多職種連携の卒前教育を薬学部でも進めていく必要があります．

　そうですね，多職種連携教育はこれからの医学教育の1つの課題ですからね 図10-1 ．

　なるほど，多職種連携教育の学習目標は何でしょうか？

　やはり，1つの目標が他の職種の業務内容を知ること，もう1つは協働して問題に取り組む姿勢を育むことです．

図10-1 多職種連携教育の課題は多い

- 教育法・シナリオ普及が不十分（教育内容）
- 対象人数制限　　　　　　　（教育効率）
- 開催場所確保　　　　　　　（空間的問題）
- 倫理的制約　　　　　　　　（患者情報など）

シミュレーション環境を用いることで
円滑な多職種連携教育システムを構築できる

　その通りです．

　しかし，実際の病棟などで多職種連携教育を行うとなると，倫理的な問題，空間的な問題や参加人数制限があり非常に難しいのです．

　まず，どのレベルの多職種連携教育を目標としているかを明確にすることが大切です．

　と，言いますと？

　多職種連携教育には様々な段階があります．第一段階として，合同で授業を行うこと，第二段階として，他の職種の役割と業務内容を知ること，そして第三段階として，各授業において多職種連携を意識すること，ですね **図10-2**．

　なるほど，まずは合同授業と多職種連携意識を育てたいと思います．

　卒前教育でしたら，人数も多いのでシミュレーション教育を活用されるのが一番いいと思いますよ．

Chapter 10

多職種連携教育のためのシミュレーション教育

> **図10-2** 多職種連携・医看融合教育の種類
>
> ① 合同で実習・授業を行う
>   （多くの総合大学で教養科目中心に施行）
> ② 「多職種連携教育」という項目で行う授業
>   （PBLD形式，シナリオトレーニング，フィールドワーク，課題研究）
> ③ 各授業で「多職種連携」を意識する
>   〔学習・評価項目，レポートに含む（シラバスに含む）〕
>
> 　　　　「多職種連携」で行う授業
> ➡ 全ての授業の中で「多職種連携を意識」

■ シミュレーション教育を用いた多職種連携の方法

　ところでシミュレーション教育を用いた多職種連携教育を進めるにはどうしたらいいでしょうか？

　そうですね．まず大切なことは，参加する全ての専門学部の教員が打ち合わせで顔を合わせることです．学習目標も一緒に決定することが大切です．

　なるほど，学習目標はそれぞれの学部で異なる気もしますが．

　その通りです．学習目標は，それぞれの学部で異なるものです．しかし，共通目標として，『他の職種の役割を知り多職種連携意識を育む』があります．

　なるほど，しかし多職種連携教育に理解を示さない教員がいることも事実なのですが．

　まず，多職種連携教育の意義を全教員が理解することが大切です 図10-3 ．多職種連携教育を行うことで，多様な視野の涵養，アクティブラーニングのさらなる活性化，学生のコンピテンス向上，職種間連携の推進，医療安全向上が望めます．

図10-3 多職種連携教育の意義を全教員が理解することが前提

① 多様な視野の涵養
② アクティブラーニングの堅持
③ 学習者のコンピテンス向上
　（他の職種視点・国家試験で必要な深い思考力）
④ 職種間連携の推進
⑤ 医療安全向上

 多職種連携教育にはこんなにメリットが！

図10-4 多職種連携教育の例1

PBLDを用いた多職種連携教育

・全員参加形式
① 事前に各種課題を各グループに渡し，学習
② 大会場でチューターの下，ディスカッション
③ 課題発表
④ レポートを冊子化し共有

様々な発表を知ることで「気づき」を得る

| 課題作成・チューターも教育者合同で行う！ |
| 学習目標を「チーム」と「個人」で設定する！ |

なるほど，教員側の理解はこれで得られると思います．しかし，実際にはどのようなシミュレーション教育を用いて行いますか？

そうですね，将来的にはバーチャルリアリティーなども空間的に離れた場所でもできるので有効と思います．しかし，どの学年でも抵抗なく進めていくことができるのはPBLDだと思います 図10-4 ．

Chapter 10
多職種連携教育のためのシミュレーション教育

PBLD は，どのような内容がいいでしょうか？

それはそれぞれの学年の学習目標に大きく影響されると思います．しかし，医学医療問題なら全てのメディカルスタッフに関連する内容なのでどの学部同士で行っても意義深いと思います．

なるほど，参考にします．

あと，私が有効と考えているのが全ての医療従事者が遭遇する可能性がある院内急変対応です．心肺停止状態以前の院内急変対応では，患者や家族対応なども含めて全職種が関与します．これに対して，シナリオを用いたシミュレーションで行うことで，全職種で急変対応に取り組むという学びが得られると思います 図10-5．

図10-5 多職種連携教育の例2
シナリオシミュレーションを用いた多職種連携

- 心肺蘇生教育の普及は著しい
- 院内急変対応教育（心停止になる30分前）の重要性は著しい

多職種連携による患者救命・ケア

↓

マネキンおよび模擬患者を用いた
多職種連携による院内急変対応
学習目標
①チームとしての連携能力を磨くこと
②個々の職種としての課題抽出

↓

3時間コースで10〜15名程度の医学生・看護学生参加

ありがとうございます．まずは薬学部でも PBLD やシナリオシミュレーションから他学部と多職種連携教育を始めたいと思います．

多職種連携教育におけるシミュレーション教育の意義

多職種連携教育の目的は，専門職としての歴史と伝統の壁を越えることです．本邦の医療体制は，明治時代に医師を中核に専門職が組織された経緯から，医師以外の専門性の独立と相互尊重が大きな課題です．

多職種連携教育の方略は，合同で授業を受けることから，模擬カンファレンスまで様々です．しかし，これらに共通する学習目標としては，「他の職種の役割を理解し尊重できる」，「他の職種と意見交換を行い患者にとりベストな解決策を提案できる」，などがあります．

多職種連携教育を行う際の問題点として，空間的，倫理的な問題があります．特に単科の医療系大学の多職種連携教育は，各学部の時間調整，学習目標の策定，教育資源，などの問題が大きいのが現状です．

シミュレーション教育を活用することでこれらの多職種連携教育が推進する可能性があります．

多職種連携教育におけるシミュレーション教育の可能性

多職種連携教育を開始するには，必ずしも最初から，多学部，多診療科で行う必要はないかもしれません．「他の職種の仕事を知る」という観点からは，他学部が行っている医療行為のシミュレーターを用いることも有効です．例として，手術室や救急外来に勤務する看護師が，気道管理に関するシミュレーターでバッグバルブマスク換気や気管挿管を訓練することは，緊急時の気道確保介助や危機的状況判断に有効な可能性が高いと思います．日本における多職種連携教育は本格的に始まったば

Chapter 10

多職種連携教育のためのシミュレーション教育

かりであり，様々なシミュレーションの可能性を試行し高めていくことが大切です．

POINT

- ☑ 多職種連携教育には空間的，倫理的，教育内容などの問題があります
- ☑ 多職種連携教育推進には各学部教員全体の理解が必要です
- ☑ 多職種連携教育の学習目標は共通のものと各学部に分けられます
- ☑ シミュレーション教育は多職種連携教育の様々な問題を解決できる可能性があります
- ☑ シミュレーション教育は多職種連携教育に有効な可能性があります

参考文献
1) 川上ちひろ，西城卓也，今福輪太郎，他．施設を超える，職種を超える：多施設合同学生向け多職種連携教育課外セミナーに取り組んだ3年間．医学教育. 2015; 46: 178-84.
2) 春田淳志，錦織　宏．医療専門職の多職種連携に関する理論について．医学教育. 2014; 45: 121-34.
3) Komasawa N, Berg BW. Interprofessional simulation training for perioperative management team development and patient safety. J Periop Prac. 2016; 26: 250-3.
4) 大塚眞理子．医学部がない大学におけるIPEの取り組み～大学間連携によるIP演習の実現～．医学教育. 2014; 45: 145-52.

各論編

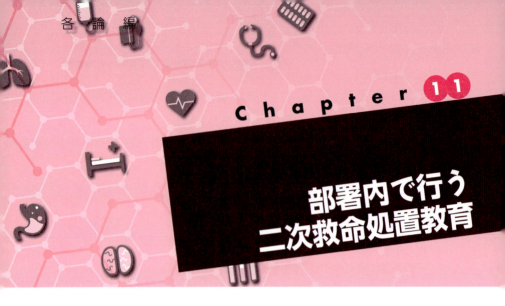

Chapter 11 部署内で行う二次救命処置教育

Introduction

この章からは，様々なシミュレーション教育の具体例を提示していきます．

二次救命処置教育は，20世紀末から日本にも導入され，様々な病院で行われています．しかし，その有用性を最大限に活かすためには各施設・教育機関での工夫が必要です．

■ 二次救命処置教育の4つのSTEP

 今日は，二次救命処置教育の実践編をよろしくお願いします．

 はい，二次救命処置教育はシミュレーション教育の代表格ですね 図11-1．この二次救命処置教育は準備も比較的行いやすく，インストラクション次第で大きな成果が得られる可能性を秘めていますよ．

 準備は表のようにシミュレーターや除細動器，モニター，点滴や薬剤セットですね 図11-2．

Chapter 11

部署内で行う二次救命処置教育

図11-1 部署内での二次救命処置トレーニング

STEP 1: 事前準備
- 学習目標: 心肺蘇生を円滑に行うスキル獲得
- 事前学習資料: 心肺蘇生ガイドライン, 急変対応
- 教育方法: マネキンを用いたシナリオシミュレーション

STEP 2: ブリーフィング (開始前説明)
- 心理的・物理的安全環境の確保
- ルールの説明 (除細動器のジュール数など)

STEP 3: デブリーフィング (施行後)
- 深い振り返り: 段階を踏んでスキル獲得できたか
- フィードバック: 臨床現場での心肺蘇生対応へ向けて

図11-2 二次救命処置トレーニングに必要な物品

- シミュレーター (胸骨圧迫と気道確保が可能なもの. 手術室以外のシナリオでは衣類を着用させておく)
- モニター画面
- 除細動器 (安全に気をつけて)
- 点滴セット
- 薬剤セット
- 気道管理器具 (バッグバルブマスク・エアウェイなど)

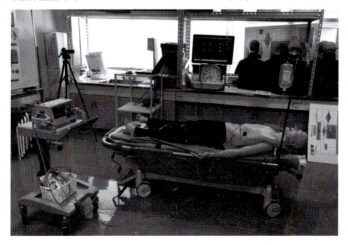

その通りです．臨床現場の物品と混入しないように注意が必要です．

　二次救命処置教育はテクニカルだけでなくチームワークなどのノンテクニカルスキルを学ぶのに非常に有効ですが，どうしてもうまくいかないことが多いです．

　それは，段階を踏んでいないからだと思います．

　と，言いますと．いきなり高度なことをし過ぎているということでしょうか？

　高度というよりは，学習目標があり過ぎて混乱しやすいと思います．僕は，二次救命処置教育は4つの段階に分けることができると考えています 図11-3 ．STEP 1 は，基本的な二次救命処置ガイドラインの習得，STEP 2 でチームワークの育成，STEP 3 は，よくある心停止の 12 の原因の鑑別，そして 4 つ目はややレベルが高いですが STEP 4 医療安全面からの配慮と行動です．

　おっしゃる通りですね．でも，どうしてもこれら4つを一度に達成しようとするとうまくいきませんね．

　これらの4つの目標は相関しながらも独立しているので，同じシナリオのシミュレーションを行う中で，学習目標に STEP 1 から STEP 4 を含んでいくのがいいと思います．

　なるほど，シナリオを変えるとそちらに振り回されるので，少しずつ獲得するスキルを増やしていくということですね．

　そうです，事前学習をしっかりとしていれば，知識は身についているはずです．シミュレーションで大切なことは実行し，深く考えて学びを得ることです．その上で深い思考を繰り返す中で STEP 1 から STEP 4 を達成するのです．その中で，学

Chapter 11

部署内で行う二次救命処置教育

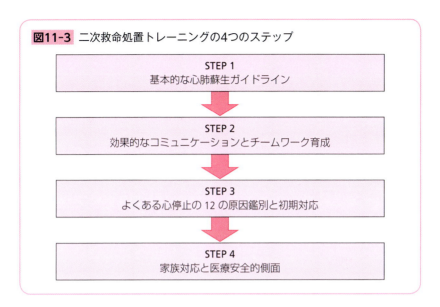

図11-3 二次救命処置トレーニングの4つのステップ

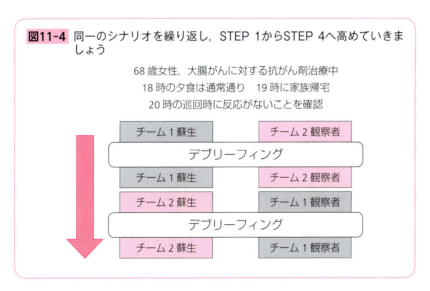

図11-4 同一のシナリオを繰り返し，STEP 1からSTEP 4へ高めていきましょう

習者と観察者が役割交代することも大きな学びを得ることができます 図11-4.

STEP 1: 基本的な二次救命処置ガイドラインを習得しよう

まずは，基本的な二次救命処置ガイドラインの習得ですね 図11-5.

その通りです．二次救命処置のアルゴリズムを習得しながら，二次救命処置の重要ポイントを抑えることが大切です 図11-6.

そうですね，アルゴリズムの習得に集中しすぎて，迅速な緊急コール，迅速な胸骨圧迫開始，迅速な除細動を忘れてはいけないですね．

その通りです．まずは，この基本的な二次救命処置ガイドラインを何シナリオも行って習得することが大切です．特に，自

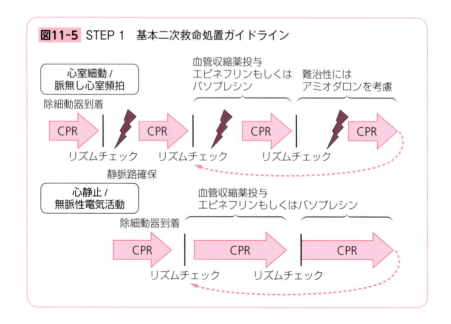

図11-5 STEP 1 基本二次救命処置ガイドライン

Chapter 11

部署内で行う二次救命処置教育

> **図11-6** STEP 1　2015年度版米国心臓協会
> 　　　　二次救命処置ガイドラインにおけるCPRの重要点
> - 早期の救援要請
> - 早期の胸骨圧迫開始
> - 早期の除細動
> - 胸骨圧迫のペース　100〜120回/min
> - 胸骨圧迫の深さ　5〜6cm（成人）
> - 胸骨圧迫中断時間を最小限に（胸骨圧迫時間比を全体の60%以上に）
> - 高度な気道確保時の換気は6秒に1回（10回/min）のペース

分がシミュレーションでシナリオを経験する際だけでなく，観察者役を行う際に注意すべきです．

なるほど，観察者を行うことも学びになるわけですね．

そうです．チェックリストをつけるなどして自らの次のシミュレーションにフィードバックできるようにするとなおさら効果的です．

STEP 2: チームワークを育成しよう

STEP 2はチームワークです．二次救命処置コースはこれらの緊急時のコミュニケーションなどを育てることができます．

なるほど，ノンテクニカルスキルの育成ということですね．

ある程度STEP 1ができてくると，徐々に質を高める方向性につながります．その中で，チームワークを育成していく姿勢を保つことが重要です　図11-7　図11-8．

図11-7 STEP 2　チームワーク育成のために①

- Closed-loop communication
  ―リーダーとメンバーが治療内容についてしっかりとCommunicateできること
- Clear message
  ―言葉通り，間違いが起きない
- Clear roles and responsibilities
  ―自分の役割を認識して実行すること
- Knowing one's limitations
  ―自分の能力を超えている
  ―能力はあっても，できないときにはチームに伝える

図11-8 STEP 2　チームワーク育成のために②

- Knowledge sharing
  ―状況が変われば，チームに伝える
- Constructive intervention
  ―できていなければ，修正する
- Reevaluation and summarizing
  ―リーダーが治療内容を整理する
  ―これから行うことをメンバーに伝える
- Mutual respect
  ―蘇生現場では，エゴを捨てて，互いに協力し合う

なるほど，明瞭に伝えること，受けた指示を確認すること，は全ての基本ですし，状況のまとめと情報共有も緊急時は非常に大切ですね．

そうです．米国心臓協会の推奨するチームダイナミクスを図に示します．

STEP 3: よくある心停止の 12 の原因と鑑別を考えよう

　基本的な二次救命処置ガイドラインとチームワークを育てた後に，鑑別診断ということですね．

　そうです．事前情報の少ない院外心停止と比して，院内心停止は原因が予測しやすいので蘇生しながら鑑別を行う姿勢を培うのも非常に大切です 図11-9 〜 図11-20 ．

　なるほど，二次救命処置は心停止になる症例を防ぐ院内急変対応の意味合いもあるので，鑑別を行うことは大切ですね．

　そうです．最初からこの鑑別を学習目標として優先すると，基本的なアルゴリズム習得が甘くなります．

　なるほど，順序を追ってレベルを上げていく意味がわかりました．

　今から示す 12 の疾患は全ての医療者が経験する可能性があるので，学習しておくことは非常に役立ちます．急変対応は常にチームで行うものですからね．

図11-9 STEP 3-1　原因鑑別　低循環血液量

- 人間の体重の 7〜8％が血液
- 循環血液量が 3〜4 割失われるとショックとなる

原因
① 出血
② 脱水（発熱・下痢）

治療は止血・輸液・輸血

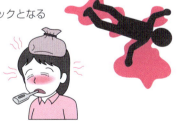

図11-10 STEP 3-2　原因鑑別　低酸素血症

酸素が細胞に届かず循環抑制・心停止

上気道閉塞……睡眠時無呼吸など
窒　息…………気管
気管支喘息……末梢気道
重症肺炎………肺胞

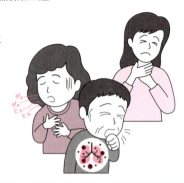

治療は酸素化・気道開通

図11-11 STEP 3-3　原因鑑別　アシドーシス

代謝性アシドーシス：肝臓の処理能力の低下のため酸性の代謝産物が多量に存在する場合
呼吸性アシドーシス：肺や腎臓からの二酸化炭素などの排泄を十分にできないような場合血中二酸化炭素は正常よりも多い

酸素が細胞に届かず，血液 pH が酸性に（敗血症など）→とりあえず，中性に戻すことと
　　＋原因の解除（末梢血流改善など）

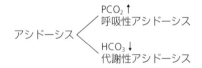

治療は重炭酸ナトリウム，血流改善

Chapter 11
部署内で行う二次救命処置教育

図11-12 STEP 3-4　原因鑑別　低カリウム・高カリウム血症

- 低カリウムでは，心室細動などのリスク
- 高カリウムも心停止のリスク

低カリウム（下痢，透析ミスなど）
高カリウム（透析忘れ，腎不全など）

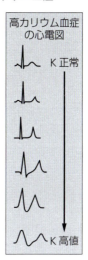

治療は補正（カリウム補充はゆっくりと！）

図11-13 STEP 3-5　原因鑑別　低血糖

- 糖尿病治療薬誤投与
- 空腹時アルコール摂取

■ 低血糖の症状 ■

血糖値（mg/dL）
- 70　空腹感, あくび, 悪心
- 50　無気力, 倦怠感
- 40　発汗（冷汗）, 動悸（頻脈）, 震え, 顔面蒼白, 紅潮
- 30　意識消失, 異常行動
- 20　けいれん, 昏睡
- 10

治療はグルコース投与

図11-14 STEP 3-6　原因鑑別　低体温

- 低体温で全身機能低下（冬の池・海への落下など）

体温	症状
36度台	寒いと感じる
35度台	巧緻動作ができない
35 − 34度	震え激しく，無口になる　錯乱
34 − 32度	意識レベル低下　心房細動
32 − 30度	起立不能　震えがなくなる　筋硬直
30 − 28度	半昏睡
28 − 26度	昏睡

治療は保温（保温時の移動は注意）

図11-15 STEP 3-7　原因鑑別　中毒

- いわゆる救急医療の中毒だけでなく，通常薬剤の過剰内服でも発生する
- Ca遮断薬，β遮断薬→心停止
- 抗うつ薬→異常高血圧

治療は拮抗薬投与・透析

図11-16 STEP 3-8　原因鑑別　心タンポナーデ

- 心嚢液の蓄積により循環抑制
  （外傷，カテーテル，大動脈解離など）

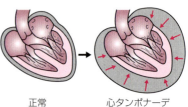

正常　　　心タンポナーデ

治療は穿刺ドレナージ

Chapter 11 部署内で行う二次救命処置教育

図11-17 STEP 3-9 原因鑑別 緊張性気胸

- 脱気できない気胸により胸腔内圧上昇→循環抑制
- 肺気腫などがある高齢者や若年男性（背の高い細身）に多い
- ブラ・ブレブの破裂が多い

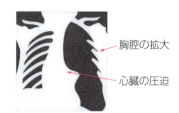

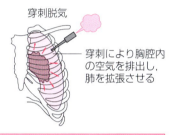

治療は胸腔穿刺，ドレナージ

図11-18 STEP 3-10 原因鑑別 心筋梗塞（冠動脈血栓症）

- 心臓を栄養する3つの血管（冠動脈）に血栓ができる
- 血流届かず心筋の梗塞や壊死が発生する
→できる限り早期発見，治療

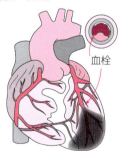

治療は，PCI（経皮的冠動脈カテーテル），CABG（冠動脈バイパス術）

図11-19 STEP 3-11　原因鑑別　肺血栓塞栓症

- 全ての静脈血は肺動脈に注ぐ
- 血栓により肺動脈が閉塞すれば酸素化および循環破綻
- 深部静脈血栓症が移動して,肺塞栓症になることが多い

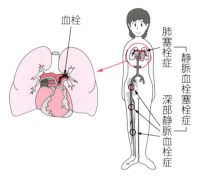

治療は線溶療法,外科的血栓除去術

図11-20 STEP 3-12　原因鑑別　外傷

- 高エネルギー外傷では,頸髄損傷が否定されるまで後屈禁忌
  (頸髄圧迫で呼吸・循環抑制)
- 多発外傷では,複数部位からの出血や心タンポナーデ,緊張性気胸などが重複する可能性もある
- 骨盤骨折は急激なショックの原因

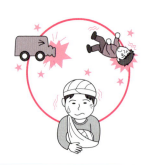

治療は頸髄保護,出血コントロール

Chapter 11

部署内で行う二次救命処置教育

STEP 4：医療安全の観点から進めよう

　私は二次救命処置教育の一環としてこの医療安全の観点のシナリオが非常に大切だと考えています 図11-21 〜 図11-28．

　医療事故調査制度などややハイレベルですね．

　しかし，現実世界の院内急変対応や二次救命処置は家族の立ち合いやケア，法的な問題が大きく関与します．STEP 1-3 は基本であり，これに臨床現場での対応を学ぶ STEP 4 を加えることで，より現実に対応できる二次救命処置トレーニングにつながると考えます．また臓器移植のシミュレーションなどは家族役を加えたシミュレーショントレーニングも行われています．

　確かに，院内急変対応は適切に対応しないと大きなトラブルにつながります．

　医療安全の観点から今から示す8つのポイント（STEP 4）も全ての医療者が知るべき急変対応の基本ですからしっかり学びましょう．特にこの STEP 3 と STEP 4 は事前学習とディスカッションが大切です．

　先生の提唱される順序で進めれば，どんな診療科や職種，卒前卒後を問わず適切な二次救命処置教育が実践できますね．

図11-21 STEP 4-1　医療安全　医療事故調査制度の概要を学ぶ

①罰をともなわない（非懲罰性）
②患者，医療者，報告者が特定されない（秘匿性）
③警察や行政から独立している（独立性）

図11-22 STEP 4-2　医療安全　急変時の家族対応

1. 急変が起こった際の家族への連絡
   ①原則は主治医または代理医師が連絡
   ②緊急時は看護師が連絡することも
2. 家族が病院に到着したら
   ①主治医または代理医師が説明
   ②担当看護師が家族に付き添う
   　1）その時点でわかる事実を伝える
   　2）時間的な流れ「今，何をしているのか？」を伝える
   　3）蘇生処置中ならば，立ち会うかどうかを確認
   　4）家族への付き添い看護師は可能な限り同じ人
   　5）家族の待機場所は静かな場所を用意する

図11-23 STEP 4-3　医療安全　患者が亡くなった場合

①主治医から状況説明を行い，その後家族に面会
②患者が亡くなった場合原則的に病理解剖
③家族心情に配慮しながら説明し，必要な処置の同意（病理解剖や AI）

図11-24 STEP 4-4　医療安全　亡くなった患者と家族面会に関して

①家族がゆっくり面会できる環境を整える
②血液などでシーツ類が汚染されている場合は，シーツ・タオルで目につきにくくする
③医療器具類が付いていればそのことを説明

図11-25 STEP 4-5　医療安全　救命のため他院へ搬送する場合

- 開業医から救命のための搬送もある
- 家族との関連・家族説明を大事にする
- 搬送元はそれまでの記録を補完する
- 急変対応時は看護師・医師が同乗する

104　各論編

Chapter **11**

部署内で行う二次救命処置教育

図11-26 STEP 4-6　医療安全　急変時の記録

- 記録係を置く
- 記録は基準となる時計を決める
- 時系列・5W1H で明確に記載する
- 病院管理者の指示があるまで医療機器類（モニター・空アンプル）は廃棄しない

図11-27 STEP 4-7　医療安全　医療安全管理者・病院管理者の対応

- 事故該当者の精神状態を見極め，必要に応じて現場から外す
- 個人を前面に立たせず病院全体で責任を持って対応する
- 患者さんへの葬儀参列は病院側が判断する
- 必要に応じて記録評価・ヒアリングを行う

図11-28 STEP 4-8　医療安全　記録の意義

- 医療は患者との契約で成立している
- 記録は提供した医療の証
- カルテは患者を中心とした個人記録
- 医療法により記録は義務付けられている
- 看護記録は診療報酬においても不可欠

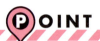

- ☑ 二次救命処置のトレーニングを4つのSTEPに分けて考えましょう（ガイドライン→チームワーク→原因鑑別→医療安全）
- ☑ STEP 1　基本的な二次救命処置ガイドラインを習得しよう
- ☑ STEP 2　チームワークを育成しよう
- ☑ STEP 3　よくある心停止の12の原因と鑑別を考えよう
- ☑ STEP 4　医療安全の観点から進めよう

参考文献
1) 春田淳志, 錦織　宏. 医療専門職の多職種連携に関する理論について. 医学教育. 2014; 45: 121-34.
2) Komasawa N, Berg BW. Interprofessional simulation training for perioperative management team development and patient safety. J Periop Prac. 2016; 26: 250-3.
3) Mark SL, Lauren CB, Peter JK, et al. Part 7: Adult advanced cardiovascular life support: 2015 American Heart Association guidelines update for cardiopulmonary resuscitation and emergency cardiovascular care. Circulation. 2015; 132: S444-64.

各論編

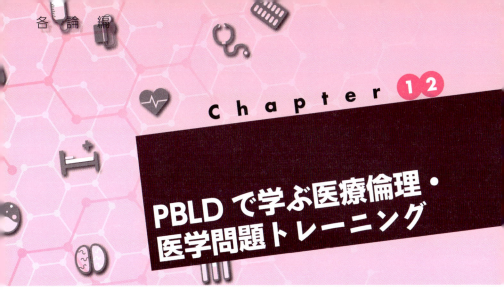

Chapter 12

PBLDで学ぶ医療倫理・医学問題トレーニング

Introduction

ここでは，PBLDという机上シミュレーションを用いた医療倫理・医学問題トレーニングについて紹介します．

PBLDは事前学習資料と学習目標設定が第一

　PBLDは一見手軽にできるように見えますが，学習者のレベルに合わせた事前学習が最も大切です．

　それはなぜですか？

　PBLDはシナリオシミュレーションと異なり，学習者の能動的参加が何よりも必要だからです．自分の意見や考え方を持っていないと，新たな行動へ向かうことはできません．

　なるほど，事前学習資料を徹底的に紹介しておきます．

もう1つ大切なことは，学習目標を明確にすることです．今まで学んだように，例えば医療安全であれば，どのような側面をディスカッションするかというテーマを決めておくことが大切です．

　わかりました．学生の場合は，それぞれの学習レベルに合わせることが大切ですね．

　その通りです．自ら考え，最適の対応を考える姿勢を身につけるためにもそれぞれの立場での検討が何よりも大切になります．

低学年における医療倫理・医学問題トレーニングの例

　参考までに，以前私が行った医学部と看護学部合同での教育試行における医療倫理・医学問題トレーニングの例を提示したいと思います．

　医学問題・医療倫理のPBLDというと非常に難しいと思います．医学問題の本を読んできて，それの感想をレポートに提出させるくらいが限界だと思っていました．

　こういう領域の基本的な知識さえあればシミュレーション教育は可能だと思います．特にこの教育は低学年を対象に行ったため，『自分が当事者だったら』という視点を多分に織り込みました．

　出生前診断と終末期医療ですね 図12-1 図12-2 ．

Chapter 12

PBLDで学ぶ医療倫理・医学問題トレーニング

図12-1 PBLDで学ぶ医学問題　出生前診断

出生前診断のシナリオ例

　Sさんは，36歳女性で，主婦である．家族は，会社員の夫Tさん，長男U君，夫の両親の5人家族である．Sさんは，10年前に，M産婦人科医院で長男U君を出産したが，ダウン症候群であった．そこで，医師RがSさん夫婦の遺伝子を調べたところ，Sさんに原因があることがわかり，検査結果は，夫Tさんの同席のもと，Sさんに伝えられた．Sさんは，「自分のせいで子供がダウン症になったのでは」とひどく罪悪感を覚えていたが，夫Tさんの協力もあり，長男U君は今まで健康に育っていて，家族からも大変可愛がられている．そして，Sさんはもう1人子供がほしいと思うようになり，最近，2人目の子供を妊娠した．しかし，Sさんは，自分が原因でまたダウン症の子供が生まれないかと不安になり，長男の生まれたM産婦人科医院を受診することにした．医師Tは，2人目のダウン症の子供を生みたくないSさんに対して，出生前診断の説明をし，看護師Fは，もう一度夫Tさんとよく相談するようアドバイスした．夫Tさんは，もしダウン症の可能性があって中絶をすれば，U君が生きていることも否定することになると考えていて，出生前診断には前向きではない．

テーマ1: もし，あなたがSさんの立場であれば，出生前診断を受けますか，それとも受けませんか．
テーマ2: もし，あなたがSさんや家族をサポートする立場であれば，どのように対応していけばいいと思いますか．

（駒澤伸泰. 医学教育. 2005; 36: 75-80[2)] から引用，一部改変）

　その通りです．人は必ず生まれ，必ず亡くなるので，この2つの問題を当事者として考え，医療者として考えることを目標にしました **図12-3**．

　確かにこのテーマなら，低学年でも，多学部合同でもできますね．

　シナリオを1か月前に渡して，事前学習してもらい，当日にグループごとにディスカッションしてもらう．そして，グループ発表を行い他のグループの意見を聞くのです **図12-4**．

　そうすることで，他人の考え方を理解し，自分の考え方に吸収することができますものね **図12-5**．

図12-2 PBLDで学ぶ医学問題　終末期

終末期医療のシナリオ例

Hさんは現在，28歳，心理学の研修を受けたあとに，ある緩和ケア病床で臨床心理士をしている．人の死の際には，様々な感情が入り乱れ，その感情をうまくサポートし，終焉のときを安らかに迎えさせることが自分の仕事であり，生きがいである．

そんな，ある日のこと，37歳の女性の医師，Ⅰさんが入院してきた．病状は乳がんの全身転移で，余命は2か月程度である．同じ医師である夫とは4年前に離婚し，子供の面倒は自分で見ることになっていた．前夫はすでに再婚し，自分との間にできた子供のことなんて気にも留めていない様子である．子供は，8歳になるJちゃんと，5歳のKちゃんである．毎日，Ⅰさんの母親が子供たちを連れてきてくれる．自分にまとわりついてくる子供たちを見ていると，いずれ迎えることになる死の瞬間への恐怖や緊張も少しは和らぐ．

あるとき，Ⅰさんが「自分の死を子供たちが受け入れてくれるのか不安です．私は医師なので，がんの末期の身体状況がどんな風になっていくかをわかっています．ただ，親との関わりをできるだけ残しておきたいのです……あの子達は私が死んだら，両親ともにいなくなってしまうのです」と言ってきた．

テーマ1．もし，あなたがⅠさんの立場であれば，終焉のときに子供に一緒にいてほしいですか？　それとも終焉のときを子供に見せないようにしますか？
テーマ2．もし，あなたがⅠさんや家族をサポートする立場であれば，どのように対応していけばいいと思いますか．

（駒澤伸泰．医学教育．2005；36：75-80[2)]から引用，一部改変）

　その通りです．そして，低学年なので，最後に教員が少々現実の医療での対応についてフィードバックすることにしています．さらに，医学問題というのは，時代と共に変化してその対応も異なるので，自ら考える力，多職種で考える力の涵養を目的としています．

　是非とも他の医療問題などについても応用していきたいと思います．

Chapter 12

PBLDで学ぶ医療倫理・医学問題トレーニング

図12-3 PBLDで学ぶ医療倫理・医学問題トレーニング

STEP 1: 事前準備
- 学習目標：医療倫理・医学問題を学ぶ
- 事前学習資料：テーマに沿った自己学習
- 教育方法：PBLD

STEP 2: ブリーフィング（開始前説明）
- 心理的・物理的安全環境の確保
- ルールの説明：他者の意見を尊重し，ディスカッションする

STEP 3: デブリーフィング（施行後）
- 深い振り返り
- フィードバック：全体ディスカッションでの考え方の共有

図12-4 PBLDで学ぶ医療倫理・医学問題の流れ

事前学習資料(シナリオ配布)

PBLD 開始(意見交換, ディスカッション)

発表とグループごとのディスカッション

教員からのフィードバック

JCOPY 498-10910

111

図12-5 医療倫理・医学問題PBLDシミュレーション

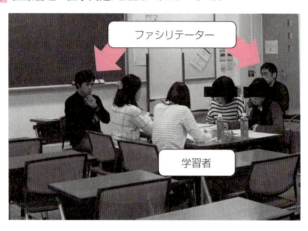

POINT

- ☑ 医学問題・医療倫理問題も PBLD シミュレーションを用いることができます
- ☑ 学習者のレベルに合わせた PBLD が大切です
- ☑ 医学問題・医療倫理 PBLD は事前学習が必須です

参考文献
1) 赤林 朗. ケースブック医療倫理. 医学書院; 2002.
2) 駒澤伸泰. 医学教育におけるケーススタディ法による実践的倫理演習の意義. 医学教育. 2005; 36: 75-80.

各論編

Chapter 13

医療安全のための PBLD

Introduction

医療安全教育のためのシミュレーションとして，事例提示で行う PBLD と医療現場で行う in situ シミュレーションの 2 つがあります．この章で，PBLD の一例を提示し，次章で in situ シミュレーションの例を示したいと思います．

■ 学習目標を明確に設定する

　医療安全の PBLD を作成するための最大の注意点は何でしょうか？

　Chapter 9 で述べたように，医療安全の PBLD は事例検討でなく，あくまでも架空のシミュレーションであることを理解してもらうことが大切です．

　なるほど，実際の事例になると責任追及などになってしまいますからね．

　そうです．ですから，たしかに事例検討から学習目標は生まれてくるのですが，事故の事例などをそのまま用いるのは得策

> **図13-1** PBLDによる産科周術期医療安全シミュレーション
>
> STEP 1: 事前準備
> - 学習目標: 産科周術期急変時の多職種連携を深める
> - 事前学習: 産科周術期管理
> - 教育方法: PBLD
>
> STEP 2: ブリーフィング(開始前説明)
> - 心理的・物理的安全環境の確保
> - ルールの説明: ディスカッションで他の意見を攻撃しない
>
> STEP 3: デブリーフィング(施行後)
> - 深い振り返り: 部署内でのディスカッション
> - フィードバック: 受講後アンケートによる共有

ではありません.

 先生は以前,産科周術期管理に関するPBLD講習会をしていましたよね.

 そうです.あの時は,産科と手術室の連携を改善するためにどうすべきか? という課題があり,学習目標を設定しました 図13-1 .

 是非ともそのご経験を教えてください.

PBLDによる産科シミュレーション講習会

 まず,事前アンケートを各職種に送付し,それぞれが他の職種に対して考えていることを把握しようと考えました 図13-2 .

 なるほど,なぜアンケートを用いたのですか?

 対面だと冷静な対応ができない状況が生じる可能性があるからです.アンケートで落ち着いた状態で書いていただき,各職

Chapter 13
医療安全のための PBLD

図13-2 PBLDによる産科周術期医療安全シミュレーション　流れ

事前アンケート
産科医，麻酔科医，手術室看護師に事前アンケートを配布し相互的な疑問点を抽出し講義者に反映
講義
産科医から産科の帝王切開緊急度評価と帝王切開術式などについて
麻酔科医から産科的危機的出血ガイドラインと米国心臓協会の妊婦の心肺蘇生，妊婦の周術期管理
手術室看護師から産科の帝王切開の準備についての確認
スモールグループディスカッション
周術期の帝王切開管理と注意点についての討論（周術期チームテキストを参考）
各病院での産科周術期管理についての課題とディスカッション
産科緊急対応（大量出血，心肺蘇生）に関する安全性と討論
PBLD シミュレーション
討議形式で，周術期に特異的な産科緊急対応について
帝王切開時の大量出血・分娩後大量出血に対する対応・常位胎盤早期剥離に対する管理上の注意点
総合討論
産科医，麻酔科医，手術室看護師間で周術期産科管理の安全性向上について議論
病院間の環境差異や病院間連携について議論
事後アンケート
個々の医療者の学びを共有するためにアンケート
システムの変革のために医療安全推進部などにも報告

（駒澤伸泰．麻酔．2016；65：201-6 から引用，一部改変）

種が持つ問題点を抽出しました 図13-3 ．それらの質問や改善点に応えるように各職種に講義を依頼しました．

　なるほど，それで各職種の考え方を理解しあうことを試みたのですね．

　もちろん，それだけでは十分ではありません．相互理解と多職種連携の必要性を理解した後で，スモールグループでディスカッションしていただき産科周術期管理の改善点を述べてもらいました 図13-4 ．

図13-3 事前アンケートによる問題点抽出→学習目標設定へ

- 産科周術期管理に関する疑問点や改善を期待することを教えてください

    手術室看護師の方は，麻酔科医と産科医に対して
    麻酔科医の方は，産科医と手術室看護師に対して
    産科医の方は，麻酔科医と手術室看護師に対して

- それぞれ疑問点や改善を期待することを教えてください

（駒澤伸泰．麻酔．2016；65：201-6 から引用，一部改変）

図13-4 事前アンケートによる問題点抽出結果

産科医師

- 麻酔に時間がかかりすぎるのは避けてほしい
- 手洗いに行く時期を声掛けしてほしい
- 超緊急時の帝王切開時の取り決めを話し合いたい
- 脊髄麻酔後の低血圧は胎児仮死を招く可能性があるので予防してほしい
- 患者さんが嘔気で苦しんでいるときは，腸が腹腔外に出てきて，手術手技が困難になるので迅速に対応してほしい
- 大量出血時は DIC 治療も開始してほしい

- 手術申し込みから入室まで時間が長い
- 必要な物品が出てくるのが遅いことがある
- 出血の報告をこまめにしてほしい
- 脊髄麻酔後の仰臥位低血圧症候群のことを意識してほしい

- 出血に対する注意のない若年医師が多い
- 出血時に情報共有をしてほしい
- 超緊急時にも情報ができるだけほしい
- 連絡医師により緊急度が違うのは避けてほしい
- 入室時に患者と一緒に来てほしい
- 硬膜外麻酔の適応について

- 手術申し込み医師により緊急度が異なる状況が変わった際はすぐに連絡してほしい
- 臍帯血ガスデータは自分たちで計測してほしい
- 手術準備に必要な可能性がある機材は伝えておいてほしい

- 出血時に応援を呼ぶことはためらわないでほしい
- 出血の報告をこまめにしてほしい
- どれくらいで手術室が準備できるかを明確にしてほしい
- 全身麻酔切り替え時の対応が遅いこともある

- 急変時に状況を説明してほしい
- 産科からの情報を共有してほしい

麻酔科医師　　　　　　　　　　　　　**手術室看護師**

（駒澤伸泰．麻酔．2016；65：201-6 から引用，一部改変）

Chapter 13

医療安全のためのPBLD

　PBLDシミュレーションを行うまでに大変な作業をしたのですね．

　心理的に安全な環境を作るためにはこのくらいの下準備が必要です．そして，帝王切開時の大量出血・分娩後大量出血への対応や常位胎盤早期剥離に対するディスカッションを行ったのです．

　なるほど．何事も準備ですね．

■ シミュレーション施行後の学びの共有も大切

　実はPBLDを行った後も重要です．医療安全向上のための行動改善につなげるためには受講したメンバー個々の改善すべき点とシステム全体の要改善点を収集する必要があります．なので，事後アンケートを行い，その結果を共有することが大切です 図13-5 ．

　なるほど，多職種で検討して得られた結論なら皆さん抵抗なく受け入れますものね．

　そうです．さらに，それぞれの診療科科長や看護師長に知っていただくことも大切です 図13-6 ．

図13-5 受講後アンケートによる学びの共有

①今後の産科周術期管理で自分が気をつけようと思うこと，改善しようと思うことは何でしょうか？
②今後の産科周術期管理で手術室や病院のシステムで改善すべきだと思うことは何でしょうか？

（駒澤伸泰．麻酔．2016；65：201-6から引用，一部改変）

図13-6 PBLDによる医療安全シミュレーション個々の医療者の学び

	個人が意識・改善すべきと感じた点	システムとして改善すべきと感じた点
産科医	・明確に情報を手術室看護師と麻酔科責任者に伝える ・子宮収縮の状態，出血状況や止血方法を麻酔科や看護師と情報共有する ・血液ガスは産科でできるだけ測定するようにする ・妊婦の状況が変化すればすぐに連絡相談する	・緊急手術時の状況をこまめに連絡する ・情報錯綜を避けるため産科責任者から手術室看護師責任者，麻酔科責任者への明確な連絡 ・緊急度の認識を統一するための院内基準の明確化 ・手術室内に血液ガス分析装置を留置しマンパワーを確保する ・術野状況を周囲にできるだけ明確に伝える
麻酔科医	・できる限り妊婦の精神状態に配慮する ・母児面会の時間をできるだけ確保する ・脊髄くも膜下麻酔完了時に術者に手洗いを指示する ・出血量報告に頼らずショックインデックスで出血量，バイタルサインを管理する ・術野をできるだけ観察しコミュニケーションしながらアトニンを投与する ・児娩出後も胎盤摘出，止血などに注意を続ける	・緊急手術時のフローチャートと取決め ・緊急度の認識を統一するための院内基準の明確化 ・脊髄くも膜下麻酔完了時に術者に手洗いを麻酔科側から伝える ・緊急帝王切開時の硬膜外麻酔施行の有無の基準作成
手術室看護師	・脊髄くも膜下麻酔後はすぐにテープを貼って仰臥位にする ・外回りのときはできるだけ頻回に出血量を報告する ・母児面会を助産師とともにコーディネートしていく ・出血量をショックインデックスで把握するように心がける ・児娩出後も気を抜かない ・どんな症例でも弛緩出血の可能性があることを念頭に入れておく ・緊急帝王切開時の迅速な部屋準備と人員を確保する	・緊急時の物品用意をより迅速にできる体制を作る ・輸血部との大量出血時の連絡系統の円滑にする ・緊急手術時のフローチャートを取り決める ・緊急度の認識を統一するための院内基準を明確にする ・手術室内への血液ガス測定器を導入する ・情報共有は患者の社会面・精神面も考慮し助産師にも入ってもらう

(駒澤伸泰. 麻酔. 2016; 65: 201-6 から引用，一部改変)

各 論 編

Chapter 13

医療安全のためのPBLD

なるほど．参加した部署だけでなくその上長らとも情報共有することが有効ですね．

参考までに大量出血で使用したPBLDの6場面を提示しておきます 図13-7 〜 図13-12 ．

図13-7 産科的危機的出血のPBLD例 1-1

- 27歳，女性，165cm，59kg（妊娠前 50kg）
- 現病歴：既往帝王切開にて帝王切開術が予定された．
- 既往歴：23歳遷延分娩にて帝王切開術施行
- 検査：Hb 10.1g/dL，PT-INR 1.2，Alb 3.1g/dL
  血液型 AB 型 RH＋，不規則抗体なし
- 帝王切開の時，常に考えておくことは？

図13-8 産科的危機的出血のPBLD例 1-2

- 術前の出血リスクは低いと判断された．20Gの静脈ラインを確保し，標準的なモニタリング（心電図モニター，パルスオキシメータ，5分間隔の非観血的血圧測定，体温測定）を開始した．脊椎麻酔，硬膜外麻酔が施行され，手術開始8分後に児娩出，胎盤娩出された．子宮収縮を目的にメチルエルゴメトリンマレイン酸 0.2mg 静注した．
- 手術開始 20 分，術野からの出血量は羊水込みで 2100mL となった．出血は続いている．患者バイタルは HR 110，BP 90/42（54）mmHg であった．
- 患者の状態と必要な対応は？

図13-9 産科的危機的出血のPBLD例 1-3

- 18G の静脈ラインを確保し，膠質液に輸液を変更した．
- 輸血管理部門に連絡し，同型の血液 Ir-RCC-LR AB Rh＋ 8 単位，FFP-LR AB Rh＋ 10 単位の確保を行った．
- 術野では出血部位の特定を行っている．
- 出血は続いている．患者は顔面蒼白，冷や汗をかいており，呼吸苦，胸部不快感を訴えている．
- HR 133，NBP 71/33（45）mmHg，SpO_2 は脈波検出不能で測定できない．

- 患者の状態と必要な対応について考えてください．

図13-10 産科的危機的出血のPBLD例 1-4

- 産科危機的出血の宣言を行った．
- 産科危機的出血の宣言を聞きつけた麻酔科後期研修医 1 名，研修医 1 名，看護師 3 名，臨床工学技士 1 名，薬剤師，心臓血管外科医 1 名が集まった．
- RSI で気管挿管を行い全身麻酔の維持を行った．左橈骨動脈より動脈ラインの挿入を行った．
- 同型輸血がなかったため追加血液として異型血液 Ir-RCC-LR A Rh＋ 4 単位・B Rh＋ 4 単位・O Rh＋ 8 単位，Ir-PC-LR A Rh＋ 20 単位の追加オーダーを行った．
- 血球検査，凝固機能検査を行った．
- 術野では，子宮動脈の結紮を行った．
- 産婦人科外来担当医より家族への現在の状態と今後必要な治療法について説明が行われた．
- しかし，出血は止まらず，HR 141，ABP 51/27（34），SpO_2 は脈波検出不能で測定できない．血液検査で Hb 4.8，Plt 2 万，PT 18 秒，PTINR 1.8，APTT 48.5 であった．

- あなたが行うべき行為は？

図13-11 産科的危機的出血のPBLD例 1-5

- 血圧はさらに低下し 32/21（24）mmHg となった．

- あなたが行うべき行為は？

Chapter 13

医療安全のための PBLD

図13-12 産科的危機的出血のPBLD例 1-6

- あなたはコマンダーとして全体の指揮をとった.
- 質の高い胸骨圧迫を開始した.
- 2分おきの心電図, 圧波形チェックを行ったが血圧上昇認めず, 質の高い胸骨圧迫の続行とアドレナリンの投与を行った.
- 集まった心臓血管外科医による総腸骨動脈のバルーン閉塞が行われた.
- 同型輸血を終了し, 異型輸血を行った.
- 徐々に血圧は安定し, HR 95, ABP 88/54 (63), SpO$_2$ 99 となった.
- 術野では弛緩出血のため止血困難で最終的に子宮摘出術を行った.
- 術後挿管のまま集中治療室に入院となった.

- 今後どのようなことに注意する必要があるか？

POINT

☑ 医療安全改善のためのシミュレーションは明確な学習目標設定が重要です

☑ PBLD でも心理的に安全な環境構築は必須です

☑ 学びの共有と臨床への還元のため事後アンケートを活用しましょう

参考文献
1) 駒澤伸泰. 各領域における鎮静の医療安全にセデーショントレーニングコースが貢献するには. 日臨麻会誌. 2014; 34: 281-5.
2) 駒澤伸泰. 麻酔・救急領域における医療安全向上のためのシミュレーション教育の意義と課題. 日臨麻会誌. 2014; 34: 214-21.
3) 駒澤伸泰. 多職種・多施設合同で行う産科周術期危機管理セミナーの意義. 麻酔. 2016; 65: 201-6.

各論編

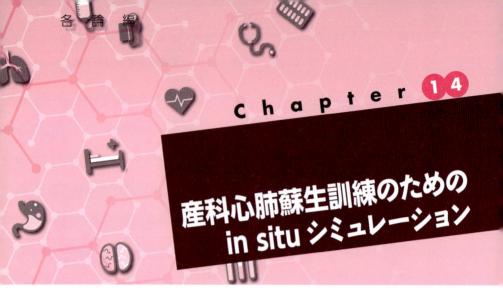

Chapter 14
産科心肺蘇生訓練のための in situ シミュレーション

Introduction

実際の臨床現場で行う in situ シミュレーションは医療安全上の問題点を抽出でき，なおかつ検討することができます．
非常に効果的なシミュレーションですが，教育者と学習者の大きな協力が必要です．

■ in situ シミュレーションはシミュレーション教育の最高峰

　in situ シミュレーションは実際の臨床現場で行うので，日常臨床への医療安全のためのノウハウを還元するのに非常に有効な印象があります．しかし，あまりどの部署でも行われていない印象があります．

　非常にいい着眼点です．in situ シミュレーショントレーニングは，シミュレーション教育法の究極の進化形態だと考えています．なぜなら，実際の臨床現場で行うために，医療安全上の問題点を抽出でき，即時に臨床での改善につなげることができるからです．

Chapter 14

産科心肺蘇生訓練のための in situ シミュレーション

それでは,何が in situ シミュレーショントレーニングの限界点なのでしょうか?

やはり,臨床現場で行うので,部署全体でのコンセンサスを得る必要があること,臨床とシミュレーションの物品を分離すること,他の患者への影響を考慮することなどが障壁になります.

なるほど,先生はどのようにしてその障壁を越えられたのですか?

そうですね.やはり,まずは PBLD を用いたシミュレーションなどを繰り返すことにより病院内でのシミュレーション教育に対する意識を高めました.実際この in situ シミュレーションは前章の PBLD の続きとして行いました.

なるほど.他に行った工夫は何ですか?

参加者は全て,訓練中という目印をつけました.病棟患者さんには今から緊急時訓練を行うことを伝えました.もちろん,院長等にも臨床現場での合同訓練を行うことを説明し,了解を得ることなどは言うまでもありません.

学習者だけでなく,他の患者さんの安全を考えないといけないですね.

■ 産科心肺蘇生に対する in situ シミュレーション

それでは,産科心肺蘇生に対する in situ シミュレーションについて教えてください 図14-1 .

分娩後大量出血や肺血栓塞栓症などによる妊婦の心停止は迅速な対応が何よりも望まれます.そのために,救急部,病棟と手術室の連携だけでなく,職種間連携が何よりも大切です.そのた

> **図14-1** 臨床現場で行う（in situ）産科心肺蘇生シミュレーション
>
> STEP 1: 事前準備
> - 学習目標: 産科心肺蘇生の臨床現場でのスキル獲得
> - 事前学習資料: 産科心肺蘇生，産科危機的出血ガイドライン
> - 教育方法の選定: 模擬患者，シナリオシミュレーション（in situ）
>
> STEP 2: ブリーフィング（開始前説明）
> - 心理的・物理的安全環境の確保
> - ルールの説明: 臨床現場で行う注意点，他の患者への配慮
>
> STEP 3: デブリーフィング（施行後）
> - 深い振り返り: 部署合同でのディスカッション
> - フィードバック: 受講後アンケートによる共有

めに，in situ シミュレーションを行うことになりました 図14-2．

シミュレーションはどのように準備したのですか？

まず，分娩後大量出血では，麻酔科医に搬送ベッドに乗っていただき，実際に救急部から手術室への迅速な搬送を訓練しました 図14-3．すなわち，模擬患者シミュレーションを用いたことになります．

マネキンでなく模擬患者を用いた理由は何ですか？

患者さんは大量出血で苦しんでいるので，できる限り急ぎながらも患者さんの心情に配慮することを学習目標としました．

なるほど．

また，学習者に模擬患者になってもらうことで，搬送される患者の心情を参加者にフィードバックすることができます．

Chapter 14

産科心肺蘇生訓練のための in situ シミュレーション

図14-2 臨床現場で行う（in situ）産科心肺蘇生シミュレーションの流れ

事前アンケート	産科医，麻酔科医，手術室看護師に事前アンケートを配布し相互的な疑問点を抽出し講義者に反映 ⇒事前学習資料に反映し，予め予習
事前学習資料に対する質疑応答とシミュレーションシナリオの説明	事前アンケートを基に作成した事前学習資料に関する質疑応答，意見交換 in situ シミュレーションに関する注意点
in situ シミュレーション① 分娩後大量出血に対する救急部から手術への搬送	分娩後大量出血の他院からの連絡と救急部での受け入れ⇒手術室と輸血部への連絡⇒手術室への搬送と家族対応⇒手術室での可及的準備と執刀までの準備 終了後，学習者，観察者でデブリーフィングおよびフィードバックを施行
in situ シミュレーション② 病棟での妊婦心停止と手術室への搬送による死戦期帝王切開	産科病棟での心停止発見⇒心肺蘇生開始⇒手術室への搬送と家族対応⇒手術室での可及的準備と執刀までの準備 終了後，学習者，観察者でデブリーフィングおよびフィードバックを施行
総合討論	病院間の環境差異や病院間連携について議論
事後アンケート	各職種の気づきと学びを共有

（駒澤伸泰，麻酔と蘇生．2017; 53: 1-5 から引用，一部改変）

 他に注意したことはないですか？

 やはり，現実の臨床現場なので他の患者さんへ迷惑にならないように先導者などを配置し訓練を行いました．

 やはり実際の臨床現場で訓練を行うと臨場感が増しますね．ところで，もう1つの妊婦の心停止では蘇生用マネキンを使用されたのですね．

 そうですね．妊婦の心停止は，迅速な死戦期帝王切開が必要です 図14-4．なぜなら児娩出が母体の蘇生にもつながるから

図14-3 分娩後大量出血のシミュレーション

分娩後大量出血　⇒　緊急止血術

救急診療部　搬送　手術室

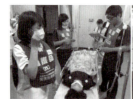 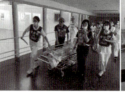 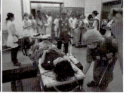

模擬患者シミュレーション

（駒澤伸泰，麻酔と蘇生．2017; 53: 1-5 から引用，一部改変）

図14-4 妊婦の心停止から死戦期帝王切開のシミュレーション

妊婦の心停止　⇒　死戦期帝王切開

産科病棟　搬送　手術室

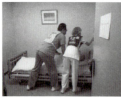 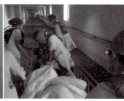 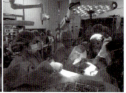

シミュレーターを使用

（駒澤伸泰，麻酔と蘇生．2017; 53: 1-5 から引用，一部改変）

Chapter 14

産科心肺蘇生訓練のための in situ シミュレーション

図14-5 事後アンケートによる各職種の気づきと学び

	分娩後大量出血への対応に関する 「気づきと学び」	死戦期帝王切開に関する 「気づきと学び」
産科医	異型輸血の判断を遅らせない ショックインデックスで判断し手術室移送をためらわない 家族・本人へできる限り説明を行う できる限りマンパワーを集める 輸血連絡担当者を置く	4分以内に娩出できるようにできる限り人を集める 患者家族へ説明できる産科医を確保する 子宮左方移動を継続的に行う 家族説明を行う担当を決める
麻酔科医	必要があれば救急部へ行き気道確保する 異型輸血をためらわずオーダーする 代用血漿を積極的に使用する 緊急手術の際はできる限りマンパワーを求める	院内CPRコールでは気道確保時にビデオ喉頭鏡を用いる できる限り迅速に手術室準備を行う 死戦期帝王切開をためらわない
手術室 看護師	連絡を受けたら迅速に器械・部屋準備を行う 情報をできるだけ書き留めて間違えないようにする 慌てずに自分の役割を認識する 指示出し，指示受けともに注意して行う	連絡を受けたら迅速に器械・部屋準備を行う 子宮左方移動と胸骨圧迫のため清潔台の位置を考慮する できる限り早く術者のガウンと消毒を用意する
産科 病棟看護師	家族のケアを行う 患者への声掛けなどを忘れない できるだけ正確に情報を申し送る 急変時にCPRコールをためらわない	家族のケアを行う 病棟ベッドの上で心肺蘇生を継続する 手術室への移動時に他の患者に配慮する 手術室への移動を注意する
救急部 看護師	家族への状況説明とケアを忘れない 患者への声掛けなどを忘れない できるだけ正確に情報を他部署に伝える	家族への病状説明とケアを忘れない できる限り早く蘇生を開始する CPRコールで集まった医療者の役割を明確化する
輸血部医師	輸血連絡担当者を設定した方がいい 異型輸血を行った場合できるだけ早期に患者説明を行う	特になし

(駒澤伸泰. 麻酔と蘇生. 2017; 53: 1-5 から引用，一部改変)

です．すなわち，搬送中から帝王切開中も継続して，胸骨圧迫を行う必要があります．産科病棟から手術室まで，そして手術の準備などを共に訓練を行いました．

皆さんの満足度は高かったでしょうか？

やはり，どの参加者も産科急変対応の話し合いができて良かったということで非常に満足度が高かったです 図14-5 ．緊急手術のグレード分類の取り決めもこのシミュレーショントレーニングで促進したと考えています．

私も，今度，病棟での心肺蘇生トレーニングを行ってみたいと考えます．

POINT

- ☑ in situ シミュレーショントレーニングを行う際には，病院スタッフおよび他の患者さんへの説明が大切です
- ☑ in situ シミュレーショントレーニングでは，臨床現場での物品とシミュレーションの物品が混入しないようにさらなる注意が必要です
- ☑ in situ シミュレーションにより，臨床現場での医療安全や連携上の問題点を明確化させることができます

参考文献

1) 駒澤伸泰．麻酔・救急領域における医療安全向上のためのシミュレーション教育の意義と課題．日臨麻会誌．2014; 34: 214-21.
2) 駒澤伸泰．多職種・多施設合同で行う産科心肺蘇生 in situ シミュレーショントレーニングの意義．麻酔と蘇生．2017; 53: 1-5.
3) 春田淳志，錦織 宏．医療専門職の多職種連携に関する理論について．医学教育．2014; 45: 121-34.

エピローグ

どうですか,皆さんのシミュレーション教育実践は改善しましたか?

はい,卒後教育では,インシデント事例を作り変えて教材としてPBLDの形式で検討会を行うようにしました.次は,架空事例を活用したシミュレーションを用いて部署ごとの連携向上のために進めたいと思っています.

それは素晴らしいですね.時間と空間制限という問題に対して,PBLDを用いて対応し,感情が入らないように架空事例を用いた訳ですね.

ええ,シミュレーションを用いることで,部署間の連携も円滑に進むようになりました.

ところで,卒前教育はどうですか?

そうですね.最初にブリーフィング,すなわち,学習目標とシミュレーター使用時のルールを述べることで非常に円滑に進むようになりました.事前学習の意義も理解していただいたと思います.

そうですね,シミュレーション教育の最大の欠点は,『基本的な知識は獲得できない』ですからね.きちんと予習してもらえることとルール説明は,必須ですね.

まだまだ,デブリーフィングの方法は少し難しいところがあります.

デブリーフィングという考え方は少し海外と日本では異なりますからね.本文でも述べたように『改善のための振り返り』

くらいの方がしっくりくるかもしれません．

あとは，教員のシミュレーション教育に関する指導が必要だと思いました．

そうですね．私たち，実践を大切にする分野では，指導法ということは大切な領域です．これは全体を理解していただき適宜 Faculty development の開催が有効と思います．

先生，エビデンスのない分野と思いますが熱血教師はもう古いのでしょうか？

いえいえ，**教育の基本は熱意ですよ．教育者の熱意を学習者に伝えること**です．なぜなら，昔の学習者が未来の教育者になるのが我々の世界の特徴ではないですか．

そうですね．学生の心に火をつけるということですね．

そうです．モチベーションの維持は最も大切です．次に大切なことは何でしょうか？

自己尊重でしょうか？

その通り，自分は頑張ればできる，できるのだから頑張ろう，というサポートをしていかないと成人教育は成立しませんね．**自己尊重感とモチベーションが学習の基本**です．

本文にも出てきたように，できていることはできている，と認めてあげることですね．

そうです．私もまだまだ未熟ですが，これからもシミュレーション教育を通じて医学教育を推進していこうと思います．

エピローグ

　ところで，先生はどうしてこの本を書こうと思われたのですか？

　そうですね．以前に米国のシミュレーションセンターに短期留学していたことがありました．そこで，現行の日本のシミュレーション教育はまさに『料理は紹介されてきているけれども，料理人を育てる基本ができていない』と思ったからです．

　なるほど，『料理が紹介されても料理人がいない』ということですね．

　現在では，シミュレーション教育を学べる施設は非常に少ないのが現状です．**シミュレーション教育法は全ての医療系学部の教員が身につけるべき**だからです．

　この本は料理で言えば，全ての家庭に新たな料理法を伝えるというイメージなのですね．

　そうです，留学先では全ての教員がシミュレーション教育に精通していました．実際，米国シミュレーション学会会員の半分以上は医師以外だと思います．

　そうなのですね．私たちも追いついていかないと．

　いえいえ，追いつくというよりは，**日本の医学教育に順応したシミュレーション教育を育てていくことが大切**と思います．

　はい，それぞれの教育文化に合わせたシミュレーション教育を組み立てていきますね．

　いつか，日本製のシミュレーション教育を世界に発信しましょう．

用語説明

　本文を円滑に読むために，予め理解が必要な医学教育やシミュレーション教育に関する用語をいくつか取り上げ，説明させていただきます．
　本文を読み進められる間も，適宜ご参照ください．

シミュレーション

　現実で施行が困難な事象や，実行前に結果を予測，分析するために行われる実験のことです．医学だけでなく，航空・天気・金融・軍事・法曹など様々な分野で活用さています．

シミュレーション教育

　臨床環境を様々な手法を用いて模擬環境として再現し，トレーニングを行う医学教育の総称です．成人学習理論や経験型学習論理が基盤となっています．この本の目標はこのスキルの獲得です．

シミュレーター

　シミュレーション教育を促進するために必要な機器，環境，システムなどをさします．

アクティブラーニング

　「学習者が100%受動的に講義を聴くだけの授業以外の全ての学習法」と定義されます．成人教育における基本的な位置を占めている概念であり，自ら能動的姿勢で学習しようとするシミュレーション教育の中心概念です．

経験型学習論理

シミュレーション教育の基盤となる考え方です.「経験を通じて,深く考え,新たな行動改善につなげる」という論理です.

ミラーの学習ピラミッド

1990年にミラーが,認知領域である 'Knows', 'Knows How',行動で示される 'Show How' 'Does' という4層のピラミッドを用いて医学教育における学習効果モデルを提唱しました.すなわち,知っているだけでの Know だけでなく,シミュレーション教育を行うことで,Show How や Does などのより高いレベルの学習効果を得られるとされています.その後,分層化された理論が紹介されていますが,経験型学習論理の有効性を示す根拠となっています.

スキル

経験型学習と関わりの深い用語で,学習者の技能を示します.

テクニカルスキル

技術的なスキル(技能)のこと.例として点滴確保,中心静脈確保,気管挿管が挙げられます.

ノンテクニカルスキル

非技術的なスキル(技能)のこと.例として,状況判断能力,鑑別診断能力,コミュニケーション能力が挙げられます.

コンピテンス

ある学習の終了時点で学習者が習得できる測定可能な行動能力と定義されています.

用語説明

総括的評価
学習終了時点での学習達成度の評価．学習者のコンピテンス確認や試験合否に使用されます．

形成的評価
学習の途中（教育プログラムの中途過程）において評価を行い，学習者の教育方法改善に生かすための評価．学習過程でそこまでの成果を振り返りさらなる学習を促進するための評価です．

インストラクター
シミュレーション教育において教育者を表す一般的な用語です．模範スキルを示して，学習者がコンピテンスを獲得するのを助けます．

ファシリテーター
環境調整，促進者ともいわれます．シミュレーション教育において学習者の行動を促す観点からの役割を担うインストラクターの特徴です．

ブリーフィング
シミュレーション教育の前に行うルールや環境についての説明のこと．心理的・物理的に安全な環境であることの確認やシミュレーターに関する説明などを含みます．

デブリーフィング
経験型学習論理の核となるプロセスです．シミュレーションを行った後に，深く考えて新たな行動へ移るための振り返りのこと．自身で振り返ることもあれば，教育者がファシリテーションしながら進めることもあります．

フィードバック

　教育におけるフィードバックとは主に教育者から学習者に対して行われる助言や改善点提示などを指します.

in situ シミュレーション

　臨床現場（手術室，救急外来など）にシミュレーターなどを持ち込んで行うシミュレーション教育のこと.

PBLD（Problem-based learning discussion）

　架空の症例提示などを行い，参加者で課題を見つけシナリオを進めていく，机上シミュレーションの一手法のことです.

バーチャルリアリティー

　仮想現実とも言われます. 主にコンピューター技術を通じて手技や症状を体験するシミュレーションの一手法として用いられます.

模擬患者

　インストラクターや役者，ボランティアなどが医療者や患者役を行います. コミュニケーションや診察法訓練を行うためのシミュレーションの一手法としての役割を果たしています.

タスクトレーナー

　タスクトレーナーとは，テクニカルスキル訓練するためのシミュレーターのことです. 静脈ライン確保，気管挿管，腰椎穿刺，内視鏡や腹腔鏡などを訓練するためのものがあります.

用語説明

現実度 (Fidelty)

　現実度は再限度もしくは忠実度といわれます．すなわち，現実の臨床状況をどの程度再現できているかを示すものです．High-fidelty とは現実により近いことを示しています．

インストラクショナルデザイン

　学習者のための教育企画，授業開発，実施方法を指します．最適な教育効果を上げるために取り組むべき作業や順序を体系的に示したものです．

プロフェッショナリズム

　専門職には，一定の資格や免許などにより特別な地位と独占性が認められ，それゆえ職業倫理の確立と尊重が求められます．医師としての社会や患者に対する道徳や倫理に対する考え方です．

アウトカム基盤型教育

　学習プロセスよりも，学習アウトカムを重視したカリキュラム作成の考え方です．何ができるようになるかを重視した教育プログラムの在り方であり，シミュレーション教育法の必要性の根拠でもあります．

GIO (一般教育目標)

　学習終了時に期待される学習成果目標のことでアウトカム基盤型教育の「アウトカム」を示したものです．

　例：患者と十分な信頼関係を気づくコミュニケーションができる．

SBO (個別行動目標)

　GIO を達成するためのそれぞれの具体的な目標のこと．総論的に示

される一般目標を，具体的に観察可能な行動として表わしたものです.

例：明瞭な言葉で患者と会話を行う．患者の心情に共感しながら会話を行う.

参考文献・サイト

- 米国シミュレーション学会（Society of Simulation and Healthcare）
  http://www.ssih.org/
- 欧州医学教育学会（AMEE）
  https://amee.org/home
- 日本医学シミュレーション学会
  http://jams.kenkyuukai.jp/about/index.asp ?
- 日本シミュレーション医療教育学会
  http://square.umin.ac.jp/model/
- 日本医療教授システム学会
  http://www.asas.or.jp/jsish/
- 日本医学教育学会
  http://jsme.umin.ac.jp/
- Ruth A. Wittmann-Price. Review Manual for the Certified Healthcare Simulation Educator Exam. Springer Publishing Company; 2014.
- 阿部幸恵. 看護のためのシミュレーション教育はじめの一歩ワークブック—わかちあう！ みんなでまなぶ！ 日本看護協会出版会; 2016.
- 阿部幸恵. 臨床実践力を育てる！ 看護のためのシミュレーション教育. 医学書院; 2013.
- 志賀　隆. 実践シミュレーション教育 医学教育における原理と応用. メディカルサイエンスインターナショナル; 2014.
- 内藤知佐子, 伊藤和史. シミュレーション教育の効果を高める ファシリテーター Skills & Tips. 医学書院; 2017.
- 浅香えみ子. 看護にいかすインストラクショナルデザイン： 効果的・効率的・魅力的な研修企画を目指して. 医学書院; 2016.
- 森本康裕, 駒澤伸泰. PBLD で学ぶ周術期管理. 克誠堂; 2016.

- 森本康裕，駒澤伸泰．PBLD で学ぶ周術期管理　各科手術編．克誠堂；2017.
- 森本康裕，駒澤伸泰．PBLD で学ぶ痛み治療．克誠堂；2018.
- 藤崎和彦．模擬診察シナリオ集．三恵社；2015.
- 高橋優三．人工知能時代の医療と医学教育．篠原出版新社；2016.
- 鈴木康之．日本の医学教育の挑戦．篠原出版新社；2012.
- 飯田修平．医療安全管理者必携　医療安全管理テキスト　第 3 版．日本規格協会；2015.

あとがき

　私がシミュレーション教育を始めたのは，研修医のときに米国心臓協会の一次救命処置を受けた時のインパクトがきっかけでした．このような素晴らしい教育法があるのか，と思いシミュレーション教育に興味を持ちました．研修医の間に BLS インストラクターを取得，3 年目でACLS インストラクターを取得しました．このような蘇生系統のシミュレーション教育だけでなく日本緩和医療学会の PEACE でのファシリテーターを務める機会もいただきました．大学院では，日本医学シミュレーション学会の活動として，多職種参加型の鎮静トレーニングコースを開発・運営させていただきました．

　2013 年からは，多職種連携教育に対するシミュレーション教育を主な研究テーマとして，2016 年にはハワイ大学シミュレーションセンターに留学する機会をいただきました．卒後一貫して，シミュレーション教育の開発と実践に関わらせていただきました．どちらかというと理論よりも実践から入ったと言えます．

　シミュレーション教育法は非常に有効ですが，その根底にある教育法を理解することが何よりも大切です．しかし，シミュレーション教育は欧米から輸入されたことから，教育方法などに対し，違和感を持つ日本の教育者もおられると思います．今後は，日本と欧米の教育・医療文化を比較検討し，日本に馴染むシミュレーション教育法の開発が必要と考えています．

　この本の上梓にあたり，監修をいただきました野村岳志教授に心より感謝申し上げます．また，大阪医科大学研究拠点育成事業「シミュレーションを用いた多職種連携教育」において指導いただいた看護学部 赤澤千春先生，土手友太郎先生，土肥美子先生，竹明美先生，大橋尚弘先

生，大阪薬科大学角山香織先生，大阪医科大学医学教育センター寺﨑文生先生にも感謝申し上げます．さらに，原稿のチェックをいただきました日高総合病院麻酔科羽場政法先生に御礼申し上げます．

　最後に，私の様々なイラストや編集希望に我慢強くお付き合いいただきました中外医学社企画部五月女謙一様，編集部沖田英治様にも心より御礼申し上げます．

著者　記

索　引

あ行

アイスブレイク	35
アウトカム基盤型教育	70
アクシデント	4
アクティブラーニング	20
安全な環境	32
医学医療問題	88
医療安全	vi
インシデント	4
インストラクター	60
院内急変対応	40

か行

架空事例	4
学習者	v
学習目標	vi
気づき	86
キューイング	63
教育効果	v
教育資源	v
教育者	v
経験型学習原理	11
形成的評価	44
コミュニケーション	16
コンピテンス	17

さ行

自己学習	30

事前準備	vi
シミュレーション	133
シミュレーション教育	v
シミュレーター	v
状況把握	16
シラバス	2
事例検討	113
成人教育原理	5
総括的評価	44
組織内シミュレーション	74
蘇生教育	2
卒前教育	v

た行

多職種連携教育	vi
タスクトレーナー	23
チームダイナミクス	96
テクニカルスキル	5
デブリーフィング	vi

な行

二次救命	vi
二次救命処置	90
ノンテクニカルスキル	5

は行

バーチャルリアリティー	24
評価	31
ファシリテーター	60

フィードバック	v
プラスデルタ法	57
ブリーフィング	vi
振り返り	22
プロフェッショナリズム	67
プロンプティング	63
分野別認証	68

ま行

マネキン	5
ミラーの学習ピラミッド	42
模擬患者	30
モチベーション	130

ら行

臨床教育	20

臨床判断	16
倫理的問題	40
レディネス	43

欧文

α テスト	59
β テスト	59
ADDIE モデル	27
Cueing	63
GAS 法	57
in situ シミュレーション	74
Is	33
PBLD	vi
Plus/Delta	57
Prompting	63

実践！ 医学シミュレーション教育	Ⓒ

発　行	2019 年 1 月 5 日　　初版 1 刷
監修者	野 村 岳 志
著　者	駒 澤 伸 泰
発行者	株式会社　中外医学社
	代表取締役　青 木　　滋
	〒 162-0805　東京都新宿区矢来町 62
	電　　話　　(03) 3268-2701(代)
	振替口座　　00190-1-98814 番

印刷・製本/有限会社祐光　　　　　　　＜ KS・HO ＞
ISBN978-4-498-10910-0　　　　　　　Printed in Japan

JCOPY ＜(社)出版者著作権管理機構 委託出版物＞

本書の無断複製は著作権法上での例外を除き禁じられています．
複製される場合は，そのつど事前に，(社)出版者著作権管理機構
(電話 03-5244-5088，FAX 03-5244-5089，e-mail: info@jcopy.
or.jp) の許諾を得てください．